APPENDICECTOMIE

DIFFICULTÉS DE L'OPÉRATION ET ACCIDENTS CONSÉCUTIFS

PAR

Le Docteur P. KOUINDJY
DE L'UNIVERSITÉ DE PARIS

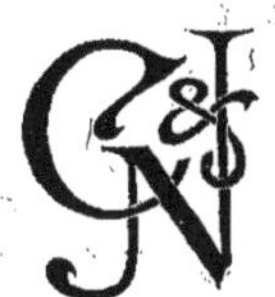

PARIS
GEORGES CARRÉ ET C. NAUD, ÉDITEURS
3, RUE RACINE, 3

1898

APPENDICECTOMIE

DIFFICULTÉS DE L'OPÉRATION ET ACCIDENTS CONSÉCUTIFS

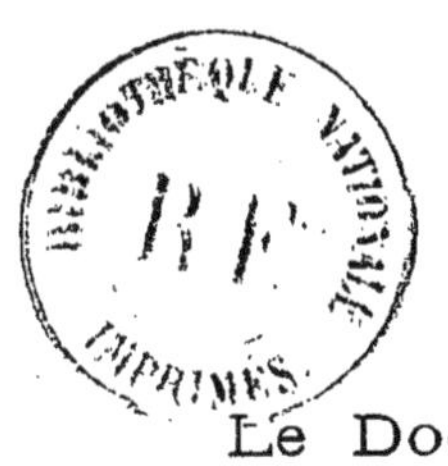

PAR

Le Docteur P. KOUINDJY

DE L'UNIVERSITÉ DE PARIS

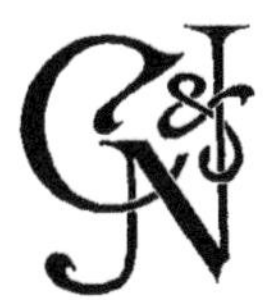

PARIS

Georges CARRÉ et C. NAUD, Éditeurs

3, rue Racine, 3

—

1898

A MA FEMME ET CHER CONFRÈRE

MADAME KOUINDJY

Docteur en médecine de la Faculté de Paris

A MON FILS

A MES PARENTS ET A MES AMIS

A MON CHER MAITRE RICHELOT

Professeur agrégé de la Faculté de médecine
Chirurgien des hôpitaux
Membre de l'Académie de médecine

A MON EXCELLENT MAITRE ŒTTINGER

Médecin des hôpitaux de Paris

A MON CHER ET EXCELLENT MAITRE JALAGUIER

Professeur agrégé de la Faculté de médecine
Chirurgien des Enfants Assistés

A MON PRÉSIDENT DE THÈSE

MONSIEUR LE PROFESSEUR BERGER

Chirurgien des hôpitaux
Professeur de la clinique chirurgicale
Membre de l'Académie de médecine

INTRODUCTION

Avant d'aborder la question de la résection de l'appendice, nous devons faire remarquer que notre modeste travail n'a pas la prétention de présenter l'histoire complète des appendicites, l'une des plus vastes questions du domaine de la chirurgie contemporaine. Embrasser l'étude plus ou moins complète des appendicites, dans un petit travail comme celui-ci, serait absolument impossible. Il y a à peine 25 ans que les appendicites ont empiété sur le terrain chirurgical et leur étude a déjà pris une extension véritablement prodigieuse. Les travaux les plus intéressants et les plus détaillés se sont succédés les uns aux autres ; les hommes les plus compétents de la science médicale moderne ont pris part aux différentes discussions soit en apportant leurs observations, soit en exprimant leur opinion, leurs idées ou les théories de la pathogénie des appendicites. Longtemps encore ce sujet excitera la curiosité et la sagacité des auteurs et avant d'être épuisé fera naître de nouveaux travaux, sur la pathogénie, la symptomatologie et le traitement des affections appendiculaires.

Il a donc fallu s'arrêter sur une partie de la vaste question des appendicites, choisir une branche du sujet général et faire son histoire. C'est ce que nous avons fait, grâce au conseil de notre maître M. Richelot, et nous nous sommes arrêté sur le traitement chirurgical des appendicites, sur l'appendicectomie. En consultant les nombreux documents que la littérature médicale possède sur cette question, nous avons constaté deux lacunes, peu considérables, il est vrai, dans les descriptions des appendicites et de leur traitement. Ce sont les difficultés de l'appendicectomie et les accidents consécutifs à cette opération. Nous, tâchons de donner, dans les deux derniers chapitres de notre thèse, une description restreinte de l'ensemble des difficultés opératoires et des accidents consécutifs, qu'on trouve dispersés dans les nombreux ouvrages et articles qui s'occupent de notre sujet. On rencontre bien, de temps à autre, des indications sur les difficultés opératoires de l'appendicectomie, mais d'une façon indirecte et passagère. Les uns les indiquent dans la discussion de la pathogénie des appendicites, les autres s'en occupent lorsqu'ils examinent le moment de l'intervention, d'autres les citent incidemment au chapitre de l'étiologie, ou en discutant la séméiologie de la lésion de l'appendice. Nous avons groupé dans un chapitre spécial intitulé : « les difficultés de l'opération », tous les inconvénients plus ou moins grands, que les auteurs les plus autorisés de la chirurgie moderne ont noté soit dans leurs observations, soit dans leurs articles sur les appendicites. Nous sommes persuadé que la connaissance de ces difficultés rendra un service à la réussite de l'appendicectomie.

Dans le chapitre, intitulé « les accidents consécutifs »

nous avons groupé les accidents déclarés après l'appendicectomie, en éliminant les accidents survenus à la suite de l'intervention simple, où l'appendice n'a pas été réséqué. Nous décrivons en même temps les accidents consécutifs, rappelant l'attaque appendiculaire primitive et auxquels M. Demoulin a donné le nom des « pseudo-crises appendiculaires » et qu'il sera plus juste peut-être d'appeler, crises pseudo-appendiculaires.

Mais avant de commencer l'histoire de l'appendicectomie, nous tenons à exprimer publiquement nos remerciements sincères à notre maître Richelot pour les bons conseils qu'il nous a donnés en inspirant le sujet de notre thèse. Nous sommes heureux de pouvoir le remercier pour son appui pendant nos études chirurgicales dans son service.

Nous remercions également notre maître Œttinger, qui nous prodigua toujours ses précieux conseils et son appui dans nos études médicales. Nous prions notre maître Jalaguier de vouloir bien accepter nos remerciements pour le bienveillant accueil qu'il nous a témoigné à la fin de nos études.

Nous présentons ici notre profonde gratitude à M. Barth, à M. Parmentier et à M. Cazin, chef de la clinique chirurgicale à l'Hôtel-Dieu, dont les leçons du soir nous ont été très utiles et qui a bien voulu nous communiquer une observation inédite.

Que M. le professeur Berger veuille bien accepter nos plus vifs remerciements pour l'honneur qu'il nous fait en voulant bien accepter la présidence de notre thèse.

HISTORIQUE

La première observation d'appendicite est celle qui est relatée dans le mémoire de Mestivier, publié, en 1769, dans le *Jour. gén. de médecine et de chir.* Il y s'agit d'une tumeur de la fosse iliaque droite, ouverte par le chirurgien major de l'hôpital Saint-André de Bordeaux, chez un malade de 45 ans, et due à la présence d'une épingle dans l'appendice iléo-cœcal perforé. L'autopsie de ce cas fut faite par Mestivier.

Viennent ensuite, par ordre chronologique, l'observation de Salques, en 1771, l'observation de Jadelot, en 1808, de Wegeler, en 1813, un cas publié dans la *Gazette de la Santé* en 1817, deux observations de Loyer-Villermay, en 1824, et, enfin, le remarquable mémoire de Mélier, publié dans le *Journ. gén. de médecine* de 1827. Ce chirurgien affirmait déjà, que l'appendicite est une affection beaucoup plus fréquente, qu'on le pensait de son temps, puisque dans un court espace de temps il put recueillir six observations, dont deux appartenaient au même médecin.

C'est à Mélier qu'appartient la paternité du traitement de l'appendicite. Voici dans quels termes cet auteur s'exprime dans son mémoire, page 338, à titre de remarque : « S'il était possible d'établir d'une manière certaine, positive, le diagnostic de ces affections et qu'elles fussent bien circonscrites, *on concevrait la possibilité d'en débarrasser les malades au moyen d'une opération*; *on arrivera peut-être à ce résultat.* La physiologie expérimentale fournira quelque lumière à ce sujet. Il serait intéressant de répéter, en les variant de diverses manières sous ce point de vue, les expériences d'ailleurs peu nombreuses, qui ont été tentées sur l'appendice cœcal ». Ici l'auteur fait allusion aux expériences de Zembacarri et de Portal, qui firent l'ablation complète de l'appendice iléo-cœcal chez des chiens, sans que ces animaux en souffrent. Les expériences de Zembaccari sont citées dans le mémoire de Morgagni, publié par Advers, anatomiste, et celles de Portal dans *Anal. médic.* t. V. p. 221.

Dupuytren appelé en consultation avec Jacqmin, chez un malade, atteint d'un abcès iliaque droit, fit la ponction et vit sortir un pus roussâtre, peu lié et sans aucune odeur. La plaie resta fistuleuse. Dans des cas pareils, Dupuytren conseillait de coucher le malade sur le ventre, afin que l'ouverture de l'abcès se fasse sur le point le plus déclive. Ces indications du maître, nous les trouvons notées dans le mémoire de Husson et Dance, publié dans le *Repert gén.* de Breschet, et dans lequel sont relatées sept observations de tumeurs de la fosse iliaque droite.

L'impulsion, donnée par Melier, entraîna plusieurs praticiens de l'époque de s'occuper de la question et outres les mémoires des auteurs déjà nommés, on trouve dans les *Archives de Méd.* de 1827 un mémoire de Ménière, traitant la question des phlegmons de la fosse iliaque droite et les péritonites généralisées, qui compliquent ces phlegmons. D'après cet auteur ces phlegmons peuvent s'ouvrir, soit dans le rectum, soit dans l'intestin ou dans la vessie. La même année Ponceau présenta sa thèse inaugurale à la Faculté de Paris, comprenant des observations receuillies dans le service chirurgical de l'Hôtel-Dieu, sur une tumeur phlegmoneuse des parois abdominales, développée dans la région iléo-cœcale. Trois fois les symptômes graves de cette tumeur cédèrent au traitement antiphlogistique ; mais la tumeur resta sans aucune variation. Dans des cas avec marche rapide les tumeurs suppurèrent et se vidèrent soit à travers de la paroi abdominale, soit avec les selles par le tube digestif.

En 1838 parut le mémoire d'Albers de Bonn sur les typhlites. Ce travail a complètement devié l'attention des médecins et des chirurgiens de la première moitié de notre siècle des appendicites. Avant cet auteur Gilbers proposa pour les tumeurs de la fosse iliaque droite le nom de pérityphlite ; Burnes les appela typho-entéritis. Albers sépara les inflammations du cœcum des autres variétés d'entéro-colites et en fit une affection à part, qu'il divisa en quatre espèces : 1) typhlite-stercoral mécanique ; 2) typhlite-symptomatique inflammatoire, 3) pérityphlite par propagation de l'inflammation cœcale au tissu cellulaire voisin et 4) typhlite chronique à marche rapide. Cette théorie de typhlite fut acceptée par tous les médecins du monde entier pendant près de

50 ans. Néanmoins de temps à autre paraissait quelques travaux isolés sur les appendicites ou sur les perforations appendiculaires. C'est ainsi qu'en 1844 Bodar a soutenu sa thèse inaugurale sur les perforations du cœcum et de l'appendice. Dans l'une de ses observations la perforation se fit dans un appendice tuberculeux, chez un sujet, atteint de la tuberculose généralisée. La douleur dans la fosse iliaque fut le seul symptôme, observé pendant la vie. Dans une autre observation, la perforation de l'appendice fut produite par un pépin de melon ; dans une troisième cette perforation fut la conséquence de l'obturation de l'orifice cœcale de l'appendice par les matières fécales. Favre dans sa thèse affirme, que l'appendicite n'est pas une affection rare, qu'elle est facile a reconnaître et que « le chirurgien doit intervenir par la lancette et le bistouri ». Notons encore le travail de Forget, les thèses de Crouset, et de Tavernay, le mémoire de Leudet et enfin l'intéressante thèse du docteur Legrain.

Ce n'est qu'en 1879 que Biermer annonça, que la fameuse typhlite d'Albers de Bonn n'était autre chose qu'une perforation d'appendice. Un an après la publication du travail de Biermer Matterstoch releva, que les perforations de l'appendice iléo-cœcales sont dûes aux concrétions, trouvées dans cet organe. With de son côté affirma au Congrès de Copenhague de 1879, que la plupart des typhlites. terminées par la guérison n'était autre chose que des péritonites partielles, dûes à l'appendicite, péritonites appendiculaires adhésives.

Sur 146 cas de suppurations péricoecales, réunies par

Matterstock, 132 présentaient des perforations de l'appendice. En 1882, Talamon, insistant sur le rôle pathologique des scybales, formula déjà la théorie du « vase cls ».

A partir de 1885, commence l'ère nouvelle pour la question des appendicites : les chirurgiens américains se décidant d'opérer les typhlites et les pérityphlites d'Albers, rencontrèrent toujours l'appendice malade seul ou presque seul. Son ablation suffit pour amener une guérison définitive. En 1886, Fitz, de Boston, publia la première édition de son intéressant travail sur les inflammations perforantes de l'appendice ; dans ce mémoire l'auteur arrive à conclure que l'intervention chirurgicale pour ces affections doit être précoce. Deux ans plus tard, parut la nouvelle édition du même travail, où l'auteur affirma de nouveau que les affections connues sous le nom de typhlites, de pérityphlite ou de péri-appendicite, sont dues à une seule cause, qui est l'inflammation de l'appendice vermiforme.

A partir de cette époque, l'intervention chirurgicale devient le traitement de choix pour les tumeurs de la fosse iliaque droite. En 1881, Dehana, de Stuttgard, fit 7 incisions pour ces tumeurs et une seule fois il constata l'absence de pus dans la fosse iliaque. En 1884, Mohamed, de Londres, proposa d'aller débarrasser l'appendice des concrétions, en se servant de l'incision analogue à celle qu'on emploie pour la ligature de l'artère iliaque externe. En 1886, Charles Symonds enleva avec succès l'appendice, chez un adulte de 25 ans, au moyen de l'incision de Mohamed, En 1888, Trèves enleva l'appendice vermiforme à froid, c'est la première appendicectomie à froid. En 1889, Mac-Burney présenta 8 cas d'intervention à chaud pour les tumeurs de la F. J. D., produites par l'appendice malade et il proposa de nommer cette affection *appendicite*. En Europe l'appendicectomie s'installa pour ainsi dire avec la thèse de Krafft, soutenue à l'Université de Zurich. Cet auteur se prononce contre la ponction exploratrice des tumeurs de la fosse iliaque droite, qu'il considère, comme insuffisante, *puisqu'elle laise en place l'appendice malade.* La même année, dans la clinique de Volkmann furent faites avec succès deux appendicectomies. Pendant la discussion de la société Vaudoise de médecine du mois de février 1889, Roux de Lausanne fit remarquer que, dans les appendicites, l'opération doit être faite sans avoir un diagnostic étiologique mathématique, toutes les fois qu'on rencontre une péritonite localisée suppurée. Après le remarquable rapport du même auteur, présenté au Congrès français de chirurgie de 1889, l'appendicectomie devint une opération fréquente. Les résections du processus vermiforme se multiplient, les observations des résultats encourageants se succèdent et actuellement elles ne se comptent plus par dizaine, mais par centaines et davantage. Les noms de Kümmel, de Sonnenburg, de Trèves, de Smith, Bridge, Porter, Bull, Senn, Dennis, Richardson, Mayo, Robertson, Gordon, Lennander, Floderus, Bobroff, Skliffassowsky et autres chirurgiens éminents, se sont attachés à faire éclater les succès obtenus par l'ablation du processus vermiforme dans les appendicites.

En France, ce berceau des premières idées de l'intervention chirurgicale pour les tumeurs causées par l'appendice malade, l'appendicectomie ne tarda pas à gagner la naturalisation. C'est en 1890 que Reclus présenta son remarquable rapport sur l'intervention chirurgicale pour les appendicites par l'incision de Roux, de Lausanne.

Chez un de ses malades, Reclus réséqua le processus, mais le malade succomba, parce que l'intervention fut tardive. Un des malades de Berger succomba aussi à la suite de l'ablation tardive de l'appendice. C'est dans le courant de 1890 que notre maître M. Richelot enleva avec succès l'appendice malade chez une femme atteinte d'annexites; l'opération fût faite par l'incision médiane.

La première appendicectomie à froid fut faite, en France, par Schwartz ; l'observation de cette opération est publiée dans le *Bulletin de la Société de Chirurgie* du 18 mars, 1891. La même année Routier présenta au mois de juin, à la Société de Chirurgie, un appendice, enlevé par lui chez un malade de 12 ans, douze jours après la dernière crise appendiculaire.

La question de la résection du processus vermiforme battait à partir de ce moment son plein en France et nombreux sont les ouvrages, les communications, les thèses, les articles et les discussions, qui traitent l'étiologie, la pathogénie, l'anatomie et surtout le traitement de cette redoutable affection, connue sous le nom d'appendicite.

Parmi les hommes de science qui ont contribué largement au progrès de l'appendicectomie, nous devons citer Richelot, Jalaguier, Monod, Reclus, Brun, Quénu, Schwartz, Routier, Berger, Terrier, Delorme, Nélaton, etc.

L'article de Jalaguier dans le Traité de chirurgie et les mémoires de Brun et de Monod-Vauverts traitent à perfection la question des appendicites et de leur traitement. Le nombre des observations de nos maîtres atteignent des chiffres surprenants. Jalaguier compte plus de 180 observations, Routier plus de 210, Schwartz autant; et, plus le progrès de la chirurgie avance, plus on se persuade que l'appendicite est l'affection principale et que la typhlite est l'exception.

ANATOMIE.

L'appendice cœcal, appelé encore appendice vermiculaire du cœcum, se présente sous la forme d'un petit tube cylindrique, presque toujours flexueux, qui s'implante sur la partie inférieure du cœcum. D'après Testut sa longueur normale est de 8 à 10 cm., sa largeur est de 6, à 8 milim.. D'après Sappey sa longueur est de 6, à 10 cm. Fergusson donne pour sa longueur 4 pouces. Pour Hugot-Philler cette longueur est de 1 pouce un quart à 9 pouces. D'après Fergusson le diamètre de l'appendice sera, le même, que le diamètre d'une sonde nº 9.

L'appendice peut manquer complètement. Déjà Hunter Morgagni et Gerlach constatèrent son absence. Dernièrement Allis l'a vu remplacé par une dépression. Gelez constata son absence en 1872. Plusieurs auteurs modernes l'ont trouvé réséqué spontanément. Meckel et Haller notèrent l'arrêt de son développement.

D'après Roux de Lausanne l'appendice présente un cœcum en petit avec cette différence, qu'il ne contient pas des fèces et que sa tunique musculaire est de beaucoup plus faible que celle du cœcum. Sa couche cellulaire est par contre très développée. La valvule de Gerlach, décrite par Cruveilhier, rejetée par Clado et considérée comme exceptionnelle par Testut, gène le retour des matières fécales, tombées dans la cavité du processus. Cette cavité, qui est quelquefois virtuelle, se termine du côté de l'extrémité libre de l'organe par un cul-de-sac.

Chez le fœtus, l'appendice continue le cœcum. Mais au fur et à mesure que le cœcum se développe, l'appendice iléo-cœcal se trouve reporté en haut, en dedans et en arrière ; enfin l'implantation de l'appendice se trouve ordinairement à 2 ou 3 cm. au-dessous de la valvule iléo-cœcale. C'est vers le 6e ou 7e mois de la vie intra-utérine, que se forment les bandes fibreuses du cœcum, qui le divisent en trois parties égales, en déviant l'appendice dans le plan postérieur.

Au point de vue de sa direction l'appendice. est descendant, ascendant externe et interne, Lafforgue a trouvé d'après l'examen de 200 pièces anatomiques pour le type acendant la proportion de 13 0/0 et pour le type descendant 41,5 0/0 ; pour le type externe 17 0/0 et pour le type interne 6 0/0.

D'après 123 cas Fergusson a trouvé : 19 fois l'appendice à droite du cœcum, 11 fois se dirigeant en bas, 18 fois en dedans du cœcum et 75 fois en arrière de cet organe.

Sappey relate un cas, dans lequel l'appendice iléocœcal monta jusqu'à la vésicule biliaire.

L'appendice est entouré par le péritoine, qui forme son méso-appendice. Celui-ci s'insère, d'une part sur le cœcum, et d'autre part sur la partie terminale du mésentère. Ce méso-appendice a une forme triangulaire, dont la base correspond au cœcum et le sommet à l'appendice. Parfois le méso va jusqu'à l'extrémité libre de l'organe ; souvent il ne commence qu'à une distance de 1 à 15 millim. de cette extrémité. Chez l'adulte, ce méso est envahi par la graisse ; chez l'enfant il est transparent. A la base de ce méso se trouve un ganglion, ganglion appendiculaire, qui se déplace souvent en dedans et se loge dans le mésentère. Chez la femme, le méso-appendice est relié par un petit repli avec les organes intrapelviens ; ce repli croise les vaisseaux iliaques et se continue avec le bord supérieur du ligament large correspondant. Clado appelle ce repli ligament appendiculo ovarien, et il le considère comme constant. Lafforgue l'a trouvé seulement 17 fois sur 90 cas, soit 20 0/0.

D'après Broca, le péritoine est souvent vierge d'adhérences chez les enfants. Le cœcum a un revêtement séreux qui se fixe dans la région lombo-iliaque. Le mésentère s'arrête dans la F. I. sous forme d'un ligament suspenseur, signalé par G. Marchand, et décrit par Tuffier. Ce ligament joue un rôle considérable dans les hernies cœcales. Le mésentère ne commence qu'à l'angle droit du côlon ; en suivant l'iléon avec la pulpe de l'index, on sent l'ongle butter contre la paroi cœcale et soulever un petit repli triangulaire, qui entoure les vaisseaux antérieurs du cœcum, en formant ainsi une petite fossette, fossette iléo-cœcale supérieure. En renversant le cœcum en dehors, en relevant l'intestin grêle et en abaissant l'appendice, on trouve une autre fossette à peu près constante, qui est la fossette inférieure. La base de cette fossette correspond au péritoine et le sommet à l'angle iléo-cœcal. Sa paroi postérieure péritonéale, prolonge le mésentère et contient l'artère appendiculaire. Sa paroi antérieure ne contient pas de vaisseaux et va du bord libre de l'intestin grêle à l'appendice.

Pour Tillaux, Rose et Albrech, l'appendice n'est pas complètement entouré par le péritoine. Maurin a examiné 112 sujets et a trouvé au contraire, que l'appendice était toujours entouré par la séreuse. D'après Fergusson l'appendice fut entouré d'un méso 123 fois sur 200 cas; d'où il résulte qu'il peut se trouver des cas, où l'appendice est uni directement au tissu retro-péritonéal.

En tirant l'appendice on met en évidence un repli, décrit par Alby et Trèves. C'est entre ce repli et le méso-appendice, que se trouve la fossette iléo-cœcale de Luschka.

D'après Roux, l'appendice a habituellement sa plus grande longueur libre ; le mésentère reste souvent limité à la base de son insertion. Quelquefois il est muni d'un mésentère jusqu'à son extrémité, formant un espace, compris entre deux feuillets et qui communique avec le tissu rétrocœcal.

De tout ce qui précède nous pouvons conclure, que dans la majorité des cas l'appendice est complètement entouré par la séreuse, et ce n'est qu'exceptionnellement que la séreuse l'enveloppe en partie.

Les artères de l'appendice sont fournies par une branche de l'arcade terminale de la mésentérique supérieure et de la branche descendante de la colique inférieure droite. Elles gagnent l'extrémité de l'appendice en suivant le bord interne de son méso. Les veines se jettent dans les veines cœcales. Les ganglions du mesentère de l'angle iléo-cœcal supérieur reçoivent les lymphatiques antérieurs ; ceux de la paroi postéro-interne du cœcum reçoivent les lymphatiques postérieurs.

L'appendice s'ouvre dans le cœcum à sa partie postérieure, son extrémité libre est en rapport avec le foie, le rein, l'uretère, la vessie, le rectum, l'ovaire et la trompe chez la femme, avec le muscle psoas, sa gaîne celluleuse et les nerfs abdominaux et génitaux. Ce dernier rapport explique les différentes irradiations douloureuses de l'appendicite.

D'après Mac-Burney l'extrémité cœcale de l'appendice se trouve située exactement au milieu d'une ligne, qui réunit l'épine iliaque supérieure et antérieure avec l'ombilic, point de Mac-Burney.

Les couches, qu'on rencontre pendant l'appendicectomie, varient selon le procédé de l'opération. D'après Roux, de Lausanne, l'appendice est renfermé dans une loge hypothétique, formée en haut par le cœcum, en dehors et en arrière par la fosse iliaque, en dedans par l'intestin grêle et en avant par le péritoine pariétal antérieur.

La structure de l'appendice est analogue à celle de l'intestin il se compose d'une tunique péritonéale, de deux couches de fibres musculaires, longitudinales et circulaires, formant ensemble la tunique musculaire, qui est, comme nous l'avons déjà dit, plus mince et moins forte que celle du reste de l'intestin, d'une couche sous muqueuse et de la tunique muqueuse. On trouve dans l'appendice les glandes de Liberkünn et des follicules clos. Ces follicules sont déjà bien développés chez le nouveau-né ; ils deviennent visibles même à l'œil nu chez l'enfant. Ribbert, qui a examiné 400 appendices, affirme que ces follicules se trouvent serrés jusqu'à l'âge de 20-30 ans, et qu'à partir de ce moment ils deviennent de plus en plus espacés.

Au moyen âge, on considéra l'appendice comme un flacon d'huile qui est destiné à graisser le canal intestinal, en facilitant ainsi les fonctions naturelles. Peu à peu cette absurdité fut remplacée par une négligence absolue de cet organe. Il fut considéré longtemps comme un organe qui est non seulement inutile à l'économie, mais même inuisible, ne pouvant présenter aucun terrain des complications pathologiques. Morgagni admit même l'inocuité de cet organe. Inutile de dire que, maintenant, personne ne partage plus cette opinion ; l'appendice est dûment un organe qui présente un terrain bon pour toutes les infections possibles.

ANATOMIE PATHOLOGIQUE

Nous n'avons pas l'intention de faire ici un chapitre détaillé anatomo-pathologique des appendicites. Nous donnons seulement un résumé de tout ce qui a été fait dans ces derniers temps sur le sujet qui nous intéresse.

Les travaux de Bland Sutton, de Pilliet et Costes, de Quénu, de Siredey et Roy et de Letulle et Weinberg, ainsi que plusieurs articles et communications faits sur ce sujet concluent que l'appendicite est l'inflammation du tissu lymphoïde de l'organe, une folliculite. C'est à la folliculite plus ou moins infectieuse, qu'est due l'appendicite et ses deux formes : *l'appendicite aiguë et l'appendicite chronique.*

D'après Senn, la plupart des appendicites aiguës ne sont qu'une manifestation infectieuse surajoutée à l'appendicite chronique.

Dans *l'appendicite aiguë simple*, l'appendice est augmenté considérablement de volume, parfois doublé, vascularisé, turgescent, rigide, facilement comparé à un doigt ou à un pénis d'enfant en érection. La séreuse est dépolie, couverte d'exsudat qui produit de multiples adhérences, si fréquentes dans les appendicites. Ces adhérences unissent l'appendice avec les organes voisins, ce qui donne au processus vermiforme ses différentes directions. Son extrémité libre se loge souvent dans un amas, qui agglutine les intestins et le cœcum, en emprisonnant l'appendice jusqu'à sa base.

Toutes les couches de l'appendice malade sont épaissies. Sa muqueuse est généralement infiltrée et quelquefois ecchymotique. On trouve souvent, dans l'intérieur de l'appendice, des calculs ou des corps étrangers. Dans la moitié des cas présentés par Roux au neuvième congrès de chirurgie, l'appendice contenait des calculs ; six fois il fut trouvé oblitéré ; deux fois, amputé et deux fois, avec une collection séreuse dans son canal. Dans 61 0/0 l'appendice était perforé ; dans 73 0/0 il était perméable. Les coudures furent peu nombreuses et les adhérences apparentes exceptionnelles. Dans un cas, notre maître Jalaguier constata la présence de gaz dans l'appendice, qui communiquait avec la cavité cœcale. Il suffisait de presser l'appendice légèrement entre les doigts, pour que le gaz passe de l'appendice dans le cœcum. Dans le cas du docteur Regnier, cité par Reclus, le corps étranger, contenu dans l'appendice, passa facilement dans le cœcum sous l'influence de légères pressions.

Les corps étrangers, contenus dans l'appendice, sont de différentes dimensions, depuis la grosseur d'un pépin de raisin jusqu'à celle d'un noyau de datte. La plupart des auteurs acceptent pour la formation des calculs appendiculaires l'origine fécale. Maurin, Rochazet, dernièrement le professeur Dieulafoy professent une opinion contraire ; pour ces auteurs les calculs appendiculaires se forment sur place. Dieulafoy compare leur formation à celle des calculs biliaires et rénaux et il donne à ce processus le nom de lithiase appendiculaire. La statistique réunie des cas de Matterstoch, de Krafft, de Fenwik, de Maurin et de Roux prouve que la plupart des calculs appendiculaires sont des concrétions stercorales : 450 cas sur 760. Jalaguier et Brun n'ont rencontré jusqu'à présent que des calculs stercoraux. Sur 184 cas, Jalaguier a trouvé 3 fois des calculs dont le centre était occupé par un corps étranger ; le reste n'était que des concrétions stercorales. Pour Mathieu, la formation des calculs appendiculaires se fait par apposition successive, autour d'un noyau stercoral desséché, de substances minérales, dont l'origine doit être attribuée aux modifications sécrétoires de la muqueuse enflammée.

L'appendice malade est altéré, tant dans sa forme que dans sa direction : il est tantôt coudé, tordu, étouffé, courbé, distendu, tantôt divisé en deux et assez fréquement supprimé complètement. Il se termine soit en pointe kystique, arrondie ou ovoïde, soit en ampoule. La portion dilatée renferme assez souvent une concrétion ou du pus.

Dans l'appendicite suppurée ou ulcéreuse, l'appendice présente des ulcérations superficielles et profondes. Ces dernières se localisent sur la muqueuse, tandis que les superficielles sont sous-péritonéales, d'abord miliaires, ensuite visibles même à l'œil nu. Le processus de la gangrène de l'appendicite est le même que celui des lymphangites gangreneuses de la peau, si bien étudiées par M. Jalaguier. Elles présentent, d'après cet auteur, une infection d'une nature spéciale, produite sans doute par des microbes, doués d'une virulence particulière. Quelquefois l'appendice est détruit par un phlegmon jusqu'à son insertion. C'est dans l'appendicite aiguë gangreneuse qu'on rencontre les perforations. Porter a fait remarquer que ces perforations sont dues à l'élimination d'une escarre. Letulle partage cette opinion. Au point de vue de la fréquence des perforations, Matterstoch a relevé, 132 fois sur 146 cas, des suppurations de la fosse iliaque droite. Weir indique la proportion de 84 0/0, et Fenwick a réuni 113 cas sur 223 perforations. Les perforations n'ont pas de siège fixe. On les trouve soit à l'extrémité libre de l'organe, soit à la base ou au milieu. Leurs dimensions sont variables, tantôt ontrouve une seule perte de substance, tantôt on les trouve au nombre de deux et plus, en forme de simples pertuis, d'une grosseur d'une tête d'épingle, d'où sourd un liquide puriforme.

La nécrose arrive parfois à amputer l'appendice, de sorte que la portion amputée se rencontre accidentellement flottante dans un foyer purulent, ou bien adhère à l'intestin par un petit tractus. Si la portion amputée conserve des adhérences avec les artères, elle peut continuer à vivre.

Dans une observation de la thèse Bodar, recueillie par Dequervauvilles, la perforation fut la conséquence de l'oblitération de l'orifice cœcal de l'appendice par un morceau de matière fécale, « qui s'enchâssait dans l'orifice de communication de l'appendice avec le cœcum », amenant ainsi la dilatation de l'organe et sa perforation.

L'inflammation, dans l'appendicite, peut se propager vers le cœcum et le côlon ascendant. Dans la plupart des cas, l'appendicite évolue par poussées, chez des sujets dont l'appendice était déjà touché par une inflammation quelconque, passée inaperçue.

Dans *l'appendicite chronique* à l'état subaigu, ou après une attaque, l'appendice est souvent normal ; il présente quelquefois une surface externe lisse, légèrement vascularisée, avec des adhérences lâches et peu résistantes. Le méso-appendice est un peu altéré. Dans d'antres cas, l'appendice est hypertrophié, prend le volume du petit doigt et présente une vascularisation très développée ; dans ce cas, le méso est parfois épaissi et rempli de graisse. Le cœcum est sain.

Quand l'appendicite a duré quelque temps, on trouve l'appendice le plus souvent coudé, tordu, fléchi, tourné autour de son méso comme un pas de vis ou en forme d'un s italique. Il présente quelquefois des alternatives de dilatation et de rétrécissement. Mlle Von Meyer a trouvé 2 fois l'appendice complètement obstrué et 8 fois son bout inférieur, amputé spontanément, était relié avec le reste du processus vermiforme par un tractus fibreux. Parfois on le trouve transformé en cordon fibreux, ou bien réduit en partie. Dans l'observation de M. Demoulin, que nous reproduisons plus loin, l'appendice fut remplacé par un petit moignon fibreux, comme s'il était enlevé par des ciseaux. Déjà Legrain présenta à la Société d'Anatomie, en 1848, des pièces montrant la destruction complète de l'appendice. Dans le cas communiqué par Delorme à la Société de Chirurgie, en 1893, l'appendice n'a pas été trouvé, malgré de longues recherches et l'auteur réséqua à sa place une nodosité fibreuse. Dans un cas, Merling trouva l'appendice dirigé transversalement et uni intimement avec le gros intestin. En introduisant un stylet par l'orifice cœcal on tomba dans la cavité intestinale. Dans le cas de Routier, l'appendice était enclavé dans la paroi du cœcum, à tel point que le chirurgien renonça à la résection après 30 minutes de recherches laborieuses, et ce n'est qu'à la fin de l'opération qu'il le sentit appliqué contre la paroi cœcale comme un cordon longitudinal. Chez la malade de l'observation n° 3, l'appendice appliqué contre la paroi cœcale était caché par une lame celluleuse adventice qui obligea la dissection pour la libération de l'organe vermiforme.

C'est dans les appendicites chroniques qu'il existe des adhérences de l'appendice vermiforme avec les organes voisins. La description de ces adhérences rentre dans notre chapitre des « difficultés de l'opération ». On trouve souvent, entre les adhérences, des reliquats d'abcès, situés à une certaine distance de l'appendice ; 11 fois sur 40 cas d'appendicite chronique, Jalaguier a trouvé ces reliquats d'abcès.

Les foyers purulents qu'on trouve dans les appendicites chroniques sont peu volumineux, ils sont placés de préférence entre le cœcum et la fosse iliaque. Ils renferment le plus souvent un liquide épais, brunâtre, comme hématique ; leurs parois sont fongueuses et peuvent renfermer du pus. Ce qui caractérise ces foyers, c'est qu'ils communiquent avec la cavité appendiculaire par un petit orifice. On rencontre quelquefois deux abcès, reliés indépendamment avec cette cavité

La muqueuse de l'appendice est brunâtre, boursouflée et plissée en long. Elle est souvent très hypertrophiée. Le contenu de l'appendice est, le plus souvent, du mucus épais, brunâtre. On trouve aussi des appendices qui contiennent des grumeaux stercoraux, mous et mélangés de mucus. Ces grumeaux sont d'une coloration jaunâtre et ressemblent à du mastic.

Le canal de l'appendice est rétréci par l'épaississement irrégulier de la muqueuse, il présente aussi plusieurs dilatations, renfermant des concrétions stercorales ou des calcules, ou bien différents corps étrangers. De plus, on y voit des petites ulcérations peu profondes de la muqueuse et des abcès miliaires, visibles parfois à l'œil nu. Dans un cas de Virchow, la dilatation appendiculaire atteint le volume d'un poing. Jalaguier a trouvé l'appendice dilaté jusqu'à la grosseur d'un pouce, adhérant au cœcum par des tractus et ayant la forme d'une sangsue. Cette dilatation est la conséquence d'une transformation kystique de l'appendice, qui est elle-même due à l'oblitération du canal de l'organe. Ce point de l'oblitération est très variable : tantôt il siège à l'orifice cœcale de l'appendice, tantôt le long de son canal ; l'organe est ainsi transformé en vase clos. Lafforgue cite plusieurs observations de dilatation kystique de l'appendice ; dans un cas le diamètre longitudinal fut égal à 14 cent., et le diamètre transversal à 7 cent. Cet auteur rapporte aussi un cas de lipome de l'appendice, gros comme une noix, suspendu par une pédicule de 20 cent. au cul-de-sac cœcal. Il relate également un cas de fibro-myome et plusieurs cas de tumeurs malignes de l'appendice. — Les appendicites tuberculeuses et actinomycosiques peuvent être rapprochées des appendicites chroniques, surtout dans les formes de la tuberculose locale avec complication de tuberculose pulmonaire. Les appendicites tuberculeuses, étudiées par Blond-Sutton et par Terrier sont accompagnées ou non de lésions viscérales. Gangolphe a présenté l'année dernière un cas d'appendicite actinomycosique chez un malade de 23 ans. Son élève Hinglais a réuni 130 cas d'appendicites de cette nature. D'après Karewski, les appendicites, chez les enfants, sont le plus souvent tuberculeuses ou actinomycosiques.

Les appendicites infectieuses, étudiées dernièrement, montrent que l'appendice peut bien être le siège d'une infection, produite soit par la voie intestinale, soit par la voie sanguine. Trois cas d'appendicite, présentés par Merklen à la Société médicale des hôpitaux, prouvent que l'appendice peut être pris pendant la grippe. Goloubow et d'autres médecins russes ont observé, pendant l'épidémie grippale de Moscou, plusieurs cas d'appendicite grippale. Des sept cas, observés par Goloubow, trois étaient déclarés après contamination directe. L'existence des appendicites infectieuses est d'autant plus possible que beaucoup d'auteurs considèrent l'appendicite comme analogue à l'amygdalite. Caron la Carrière relate un cas dans lequel un enfant fut atteint simultanément d'une appendicite et d'une amygdalite. Apolant cite un cas dans lequel l'angine précéda l'appendicite. Cette année, Horwitz a publié quatre observations d'appendicite syphilitique, guéries par le traitement antisyphilitique. En injectant dans les veines d'un lapin de la culture de streptobacille de Charrin, ou le contenu intestinal d'un lapin mort depuis trois jours, Josué a obtenu des lésions de l'appendice qui devenait tuméfié, bosselé, contenant des amas d'une substance semblable au mucus.

Les lésions péritonéales sont presque constantes dans les appendicites. Néanmoins, beaucoup d'observations ont été publiées où le péritoine est resté sain ; la lésion se localise parfois sur l'organe lui-même.

Les péritonites circonscrites, plastiques, fibreuses ou adhésives ont souvent des étendues considérables ; elles agglutinent l'appendice, le cœcum, la fin de l'intestin grêle et une portion d'épiploon. Cette masse renferme quelquefois à son centre un liquide séreux louche, brunâtre et fétide de la valeur d'un dé à coudre ou d'une cuillère à café. D'après Reclus, elle contient toujours du pus.

Les péritonites circonscrites suppurées, qui sont la transformation de la variété précédente, occupent quelquefois des étendues très considérables. Dans un cas de Jalaguier, la masse inflammatoire s'étendait depuis l'arcade crurale aux dernières côtes, et de l'épine iliaque à l'ombilic. Toute cette masse était constituée par des exsudats fibrineux, qui se résorbent du reste très vite. Parfois, c'est l'épiploon sphacélé qui s'enroule autour de l'appendice, ou forme la paroi de l'abcès. Le contenu de ces abcès est séro-purulent ou purulent, d'une coloration brunâtre, exhalant une odeur fétide ; dans quelques cas il est mélangé de gaz ou de matières liquides ou demi-solides.

Le plus souvent, l'abcès est unique ; mais on trouve aussi deux abcès et davantage.

Les adhérences formées par les exsudats sont molles et faciles à rompre, lorsqu'elles sont récentes ; denses et solides, lorsqu'elles sont anciennes. La dissociation des adhérences, dans le premier cas, doit être faite avec ménagement, afin de ne pas pénétrer dans le péritoine. Dans le second cas, cette dissociation présente quelques dangers et expose, si on ne prend pas des précautions, à la déchirure des organes voisins. La situation de l'abcès dépend de la direction de l'appendice. Or, d'après Biggs et Robinson, le plus souvent l'appendice malade est dirigé en dedans du cœcum ; vient ensuite la position de l'appendice derrière le cœcum, puis en bas et en dedans, dans l'excavation pelvienne, en haut, etc. Gerster divise les abcès appendiculaires en sept types :

1) *Type ilio-inguinal.* — Abcès de Willard-Parker Cette forme est la plus commune ; le pus se collecte derrière l'arcade de Fallope. Lorsqu'il s'ouvre spontanément, il donne lieu à une fistule au niveau du pli de l'aine.

2) *Type antérieur.* — Présente souvent une forme allongée, s'étend depuis l'ombilic jusqu'à l'hypochondre et va parfois jusqu'au ligament de Poupart.

3) *Type postérieur.* — Ici l'abcès est situé en dedans et en arrière du cœcum. Le pus fait saillie entre les dernières côtes et la crête iliaque ; il peut fuser

plus loin jusqu'au foie, rein et perforer le diaphragme.

4) *Type rectal.* — Correspondant à une appendicite profonde, fait saillie dans le rectum, où il s'ouvre quelques fois spontanément. Ces abcès peuvent s'ouvrir aussi dans le vagin et dans la vessie.

5) *Type méso-cœliaque.* — Forme intra-péritonéale, limitée par des anses agglutinées.

6) *Appendicite herniaire.*

7) *Type scrotal.* — Au niveau du scrotum.

Il existe en outre des formes anormales, localisations anormales de Talamon.

Dans un cas de Jalaguier, l'abcès se trouve au-dessous du rebord costal au devant de l'angle formé pas les colons ascendant et transverse. Dans un autre cas, cet auteur trouva la collection entre le diaphragme et la face convexe du foie.

Les abcès sous-ombilicaux ne sont pas rares. Brun et Tuffier ont trouvé la collection purulente dans la cavité de Retzius. Routier, Schwartz, Termet et Vauverts ont trouvé les foyers péri-appendiculaires dans la fosse iliaque gauche. Après l'ouverture spontanée ou chirurgicale de ces divers abcès, l'appendice malade peut subir une transformation ; sa cavité s'oblitère progressivement et l'organe s'atrophie, par suite d'une sclérose intestinale.

Les péritonites généralisées d'emblée sont le plus souvent dues aux perforations gangreneuses de l'appendice. Les expériences de Klecki ont prouvé que les micro-organismes contenus dans l'appendice peuvent envahir le péritoine sans que l'appendice soit perforé. Poncet et Margery ont décrit des péritonites généralisées sans perforations.

Les péritonites généralisées secondaires sont produites soit par rupture d'un foyer circonscrit dans le péritoine, soit par propagation progressive du foyer de l'appendice à la cavité abdominale. Nélaton cita, à la Société de Chirurgie en 1895, trois cas de péritonites généralisées aux foyers multiples ; tous ces malades succombèrent après l'intervention, qui laissa intact un ou deux abcès, dont la présence fut constaté par l'autopsie.

Les péritonites généralisées sans adhérences beaucoup moins fréquentes qu'on peut le croire, sont difficiles à distinguer de la septicémie péritonéale, forme la plus redoutable des complications d'appendicite. Pour Jalaguier, la suppuration est dans ces cas rarement franche et étendue à tout le péritoine. Dans la forme septique, on trouve au contraire en abondance un liquide infecte, louche, ressemblant à du bouillon sale. D'après cet auteur, cette forme est incurable et il conseille même de s'abstenir d'intervention, quand le diagnostic est à peu près certain. Le liquide peut avoir différentes colorations ; il peut ressembler, comme nous le disions tout à l'heure, à du bouillon sale, être plus ou moins purulent, rappeler la sérosité louche, ou bien avoir l'aspect séro-sanguinolent. Dans un cas de Fenger, l'exsudat manqua complètement.

Plusieurs observations montrent que le tissu sous-séreux de la fosse iliaque droite peut être enflammé soit primitivement, soit à la suite d'une péritonite enkystée ; c'est ce que Monod et Vauverts appellent la para-appendicite. Le pus se collecte derrière le cœcum dans la F. I. S'il devient considérable, il descend jusqu'à l'arcade crurale, soulève le péritoine et l'aponévrose iliaque. Parfois, il fuse vers l'articulation sacro-iliaque, ou vers le rein entre les deux feuillets du méso-cœcum et du méso-colon. Le cœcum et le colon sont soulevés par la collection, leur surface séreuse n'adhère que tardivement au péritoine pariétal. Quelquefois la collection peut simuler une pleurésie purulente et se terminer par une vomique.

Dans trois observations de la thèse de Mlle Gordon, le pus atteint l'hypochondre gauche, en suivant une ligne horizontale. Jalaguier a opéré trois abcès périnéphrétiques, consécutifs à l'appendicite. Broca présenta à la Société de chirurgie, en 1895, une observation d'un abcès périnéphrétique appendiculaire. Dans l'observation qui nous a été donnée par M. Cazin, la collection purulente fut trouvée près de l'ombilic.

Ces collections péri-appendiculaires s'ouvrent dans le cœcum, dans le rectum, le côlon ascendant, dans l'intestin grêle, dans le rectum et dans la vessie, ou bien dans le rectum et la vessie simultanément. La guérison n'est pas rare après cette ouverture de l'abcès. Sur 67 cas de Bull, 38 ouvertures se firent par la paroi abdominale, 8 dans le péritoine, 2 dans le rectum, 2 dans la vessie, 2 dans l'artère iliaque. Paulier a noté 4 ouvertures d'abcès par la paroi abdominale et 15 dans le cœcum. Krafft indique 17 ouvertures dans le cœcum, sur 106 cas. Il y a des cas dans lesquels l'appendice même s'élimine par l'ouverture de l'abcès. Dans quelques observations, on trouve des ulcérations des artères iliaques. Lebon et Sourdille citent ces cas dans leur mémoire. Le psoïtis appendiculaire est une complication de l'appendicite, qu'il ne faut pas manquer de trouver, puisqu'il guérit très bien par une simple incision. Nombreuses sont les observations d'abcès du foie pendant l'appendicite, elles sont signalées pour la première fois par Leudet, en 1859.

Enfin, comme d'autres complications de l'appendicite, notons encore les pleurésies à distance, les parotidites, les périphlébites et les phlébites. Un malade de Roux eut une phlébite à la jambe gauche. Deux malades de Jalaguier l'eurent à la jambe droite.

Kümmel affirme que l'appendice pathologique se reconnaît à ce fait qu'il est toujours rempli de matières fécales ou de calculs, alors que normalement il est vide. D'après cet auteur, il n'y a point de guérison d'appendicite ; l'organe malade ne revient jamais à son état normal, ne récupère la *restitutio ad integrum*.

TRAITEMENT

Tout le monde est d'accord sur ce fait que la résection de l'appendice est le traitement de choix dans les appendicites à rechute, dans les appendicites localisées, circonscrites et dans celles qui sont accompagnées d'une péritonite plastique. Jalaguier considère comme une indication formelle la résection de l'appendice dans les appendicites récidivantes : « Du moment que les crises ont été constatées, dit cet auteur, je suis partisan de l'opération ». Brun dit que, dans les cas hésitants, il se félicite toujours quand il a l'appendice dans les mains. Fowler trouve que le seul traitement des appendicites c'est l'appendicectomie. Le professeur Dieulafoy va plus loin ; il affirme « qu'il n'existe pas de traitement médical de l'appendicite ». D'après cet auteur, le traitement médical « est bon à perdre un temps précieux. Le traitement chirurgical est le seul traitement rationnel, qui met à l'abri des accidents immédiats et éloignés ». Huchard conseille, dans le doute, de ne pas s'abstenir. Bobroff, à l'inverse de Skaiffassowsky, considère l'intervention chirurgicale comme le traitement indispensable des appendicites.

Les avis se partagent, quand il s'agit du moment de l'intervention dans les appendicites avec péritonite plastique, circonscrite. Les uns opèrent aussitôt que le diagnostic d'appendicite est fait, « puisque, dit le professeur Dieulafoy, il est impossible, en face d'une appendicite, de dire d'avance si elle sera bénigne ou grave, si elle aura une marche lente ou aiguë, subaiguë, etc ». « Toutes les fois, dit Routier, qu'il y a des symptômes d'appendicite, c'est qu'il y a un appendice malade », et il conclut, qu'il faut opérer sans retard.

Cependant les exemples de guérison spontanée d'appendicite simple ne sont pas rares et les médecins abstentionnistes citent de nombreux cas de guérison sans intervention chirurgicale. De plus, beaucoup de chirurgiens, entre autres Roux, de Lausanne, et notre maître Jalaguier, sont d'avis de retarder l'intervention, pendant 5-6 semaines, après la guérison de la dernière crise. Dans la péritonite localisée suppurée, cet auteur recommande au contraire d'intervenir sans s'occuper du diagnostic étiologique. D'après Brigge, l'intervention chirurgicale est indispensable dans les cas suivants : « 1° Dans les cas aigus, avec température élevée et induration persistant pendant plus de 48 h ; 2° dans les cas d'inflammation, persistant plusieurs jours, même quand il n'y a plus de signes d'appendicite violente ; 3° dans les inflammations étendues, accompagnées d'une fièvre intense ». 4° Dans tous les cas passés à l'état subaigu ou chronique, avec induration nette et douleur sensible (ces cas s'accompagnent souvent d'abcès) ; et 5° dans tous les cas de perforation appendiculaire. Pour Monod, il faut intervenir chaque fois qu'on constate la coïndence de la fièvre avec l'existence d'une tumeur de la F. I. Tuffier se déclare partisan de l'intervention dans tous les cas d'appendicite, et considère la temporisation comme dangereuse. En somme, lorsqu'une appendicite se déclare chez un malade qu'on peut suivre, il faut attendre quelque temps avant d'intervenir. Reclus résume les conditions de l'intervention dans les conclusions suivantes : « Une simple et première crise ne suffit pas pour faire l'excision de l'appendice ; elle peut être unique et le mal peut ne pas reparaître. Si des récidives fréquentes et l'existence d'une tumeur font craindre la rupture de l'organe, comme nul ne peut mesurer d'avance la gravité des accidents consécutifs, l'intervention est indiquée. Elle l'est à plus forte raison lorsque la perforation a éclaté et provoqué une péritonite généralisée ; mais cette intervention, pour avoir quelques chances, doit être précoce, presque immédiate et dans les premières 48 h. Lorsque les accidents sont localisés, il faut aussi intervenir, par crainte de complications redoutables. »

Ainsi Reclus se déclare pour l'intervention immédiate. Routier, Pozzi, Schwartz, Brun, Sonnenburg, Tuffier, Monod, Damay sont du même avis. Brun intervient au plus tard 48 h. après la première attaque. Monod affirme qu'il n'a jamais regretté d'opérer trop tôt ; au contraire, il regrettait quelquefois d'être intervenu trop tard. Pour Routier, on n'opère jamais trop tôt, les résultats sont d'autant meilleurs que l'intervention a été plus hâtive.

Caplin, Morris, Stimpson, Deaver, Murphy opèrent dès que le diagnostic est fait. Reynier, au contraire, trouve qu'en intervenant dès les premières heures, on expose davantage le péritoine à une réaction généralisée, alors qu'en attendant deux ou trois jours on donne aux adhérences le temps de se former ; en même temps on profite de cette abstension pour remonter les forces du malade. Bull intervient 24 ou 36 heures après. Ricard n'intervient que dans les cas avec température élevée et tumeur persistante. Kümmel intervient dans les cas moyens après la rémission des accès ; dans les cas graves, il agit sans retard. Pour Cohn, le meilleur moment pour opérer est l'intervalle. Sohli est pour l'intervention précoce dans chaque forme de pérityphlite. Le Guern conclut pour l'intervention dans les 24-48 h. D'où il résulte que, vis-à-vis d'une appendicite, le plus logique est d'attendre et de surveiller les symptômes qui doivent guider la main du chirurgien. « Si au bout d'un temps, qui ne doit pas dépasser 12 heures, dit M. Jalaguier, la réaction péritonéale ne s'atténue pas, si la douleur et les vomissements persistent, si la température s'élève progressivement et si le pouls accéléré devient petit et irrégulier, si le facies reste grippé, c'est que la localisation de la péritonite ne se fait pas, il y a lieu d'intervenir sans plus tarder ». Pour Karewsky, l'enfant atteint d'appendicite soupçonnée, doit garder le lit et être opéré au moment opportun, c'est-à-dire quand sa température se maintient élevée, que l'épanchement persiste et que la douleur et l'inflammation augmentent. Beurnier, Ozenne, Verchère et Reynier interviennent dès que la température monte. Jacobi conseille d'attendre 34 heures jusqu'à la formation d'abcès. Ainsi on est d'accord pour intervenir quand il existe un foyer purulent autour de l'appendice. L'opération s'impose encore quand, après 24-36 h. de traitement médical, on ne constate aucune amélioration, et lorsque le pouls et la température tendent à devenir discordants. Si, pendant les premiers 6-7 jours, les vomissements réapparaissent, si la température s'élève progressivement ou si elle baisse, alors que le pouls augmente de fréquence et que le facies devient péritonéal, l'intervention s'impose sans aucune discussion. On interviendra également dans le cas, quand une poussée de 24-36 h. se déclarera dans une période d'amélioration. L'intervention sera précoce, lorsque la température évoluera avec des grandes oscillations, quand on constatera un ou plusieurs frissons, avec douleurs aiguës par crises et une diarrhée fétide. Lorsque la péritonite est en voie de généralisation, lorsque le pouls est ralenti ou bien présente des intermittences et que l'organisme n'est pas en état de supporter le traumatisme opératoire, il faut s'abstenir.

Un des symptômes qu'on doit mettre en regard, lorsqu'on discute l'intervention, c'est la température. Il existe beaucoup de cas, dans lesquels la fièvre reste normale, malgré la gravité de l'appendicite. Chez un malade de Gaucher, la température descendit, après le quatrième jour, à la normale, ce qui décida M. Monod à ajourner l'intervention. Quelques jours après, la fièvre se ralluma brusquement et le malade succomba avant qu'on eût le temps de l'opérer. Dans un cas opéré par Cazin, l'état général fut excellent, pas le moindre symptôme grave, sauf la douleur au point de Mac-Burney avec défense musculaire. L'intervention montra qu'il existait une péritonite diffuse purulente, qui avait envahi la F. I. D. et la F. I. G.; l'appendice était déjà sphacélé.

Dans les appendicites à répétition, Reclus pose comme règle l'intervention à froid, et notre maître Richelot est du même avis. Cette opinion est admise par tous les chirurgiens. « Dans l'appendicite à répétition, dit le professeur Duplay, on a tout avantage à opérer autant que possible à froid dans l'intervalle des accès ».

L'appendicectomie à froid est l'opération de choix pour les appendicites chroniques. Quelques auteurs attendent plusieurs crises avant de prendre le bistouri. Ce procédé est reconnu dangereux, puisque, en répétant la célèbre phrase de Trousseau, on peut dire des appendicites, qu'on ne sait jamais comment elles vont se terminer. L'ablation de l'appendice malade devient la règle et, toutes les fois qu'on peut débarrasser le malade de son diverticule vermiforme, il faut le faire.

Cette appendicectomie ne doit pas être entreprise, sans essayer préalablement le traitement médical, qui a l'avantage de supprimer l'état inflammatoire des tissus environnants.

Le traitement médical doit donc être institué immédiatement; il consiste en : immobilité complète, glace en permanence sur le ventre et diète absolue. On donne à boire de l'eau de Vichy, une ou deux cuillérées à café toutes les deux heures. Opium en pilules de 0,01 centigrammes toutes les deux ou trois heures. Presque tous les auteurs sont d'accord sur l'emploi de l'opium, dans l'appendicite. Néanmoins le professeur Bobroff se prononce contre l'opium ; il prétend qu'en immobilisant l'intestin, on protège la stagnation des évacuations et, par conséquent, la pullulation des microbes intestinaux. D'après cet auteur, le péristaltisme et l'évacuation de l'intestin sont les moyens nécessaires pour réussir dans l'appendicite au début. Il ordonne, en même temps que les purgatifs, des désinfectants intestinaux. Gordon de Portland a obtenu 90 0/0 de guérisons, en soignant ses appendicites avec des purgatifs salins, donnés soit par la bouche, soit par la voie rectale. D'après lui, c'est le meilleur moyen de calmer les douleurs ; il considère les opiacés comme dangereux.

Cependant la plupart des auteurs considèrent les purgatifs et les lavements comme très dangereux. « Avant tout, dit Moizard, il faut proscrire les purgatifs du traitement des appendicites et leur substituer l'opium, qui immobilisant tout l'intestin, fera disparaître la douleur ». Le repos au lit devient chose indispensable dans le traitement des appendicites. Jalaguier tient ses malades au repos pendant 4 ou 5 semaines ; le régime lacté doit être rigoureux jusqu'au 15e jour,

La statistique des guérisons par le traitement médical est, comme le fait remarquer Gersuny, très exagérée par ce fait, que le même malade est compté plusieurs fois. Supposons 20 personnes qui ont succombé à leur cinquième attaque, elles sont portées dans la statistique médicale comme 80 0/0 de guérisons et 20 0/0 d'insuccès, alors que le succès est ici nul.

Nous considérons le traitement médical seulement

comme préparatoire pour le traitement curatif, qui est l'appendicectomie. Il y a des cas, et nous rapportons ici deux cas intéressants, où la résection de l'appendice est loin d'être l'intervention définitive. Le cas de notre maître M. Richelot, dont l'extrait fut publié, au commencement de l'année courante, dans le *Journal des Praticiens*, est à ce point de vue le plus démonstratif. Il s'agit d'une malade, à qui M. Richelot a réséqué l'appendice et qui fut prise, 18 mois plus tard, de nouvelles crises appendiculaires. Dans le cas de Demoulin, l'appendicectomie n'a pu être faite, puisque l'appendice fut détruit au cours des accidents antérieurs, et cependant le malade présenta des symptômes d'une appendicite classique, exigeant l'intervention du chirurgien.

L'appendicectomie se fait à tous les âges : pour les enfants elle est de règle, puisque l'enfant se soumet difficilement au régime absolu et parce que surtout les attaques appendiculaires sont plus graves chez les enfants que chez les adultes. Les conditions sociales du malade doivent être prises en considération lorsqu'on discute l'intervention.

La grossesse n'est pas une contre indication à l'intervention. Hirst a réséqué dernièrement l'appendice chez une femme enceinte au 5e mois. L'opération a bien réussi, malgré les adhérences qui entouraient l'organe vermiforme, et la femme est accouchée à terme sans aucune complication. Legendre a observé une jeune femme atteinte de crises appendiculaires au cours de deux grossesses. L'intervention fut décidée vers le 3e mois de la seconde grossesse. On trouva l'appendice le long du cœcum entouré de fausses membranes et perforé à sa base ; la guérison fut complète après la résection de l'organe vermiforme et la grossesse suivit son cours normal.

Ainsi l'appendicectomie est le traitement curatif des appendicites et aucun autre traitement ne peut rivaliser avec lui. Il a déjà prouvé son utilité et personne ne peut lui renier ses multiples succès. C'est donc à la description des différents procédés de la résection de l'appendice vermiforme que nous consacrons les chapitres suivants.

LES PROCÉDÉS OPÉRATOIRES

Les Incisions

Dans les cas de péritonite généralisée et dans les lésions concomitantes des organes génitaux de la femme, ou bien quand la collection purulente appendiculaire est située au voisinage de l'ombilic, la seule incision acceptée par tous les chirurgiens, c'est l'incision de la laparotomie médiane. Dans quelques cas, cependant, on est obligé de compléter l'incision médiane par une incision latérale complémentaire.

En ce qui concerne l'appendicectomie pure, il n'existe que deux procédés : le procédé de Roux, de Lausanne, et le procédé de Jalaguier. Les autres incisions sont devenues secondaires, employées le cas échant Péarmi ces dernières, nous nous arrêtons sur l'incision de Mac-Burney, sur l'incision de Mahomed et sur les incisions accidentelles.

Le procédé de Roux, adopté par Trèves et préconisé en France par Reclus, présente une incision analogue à celle qu'on emploie pour la ligature de l'artère iliaque externe.

Déjà Mahomed, de Londres, indiqua cette incision en 1884 pour aller débarrasser la fosse iliaque du pus et des concrétions qui s'y trouvent. L'incision de Roux-

Reclus a de 15 à 18 cm. de longueur et est parallèle à l'arcade crurale : elle est située à 0,01-0,02 cm. en avant de l'épine iliaque supérieure et antérieure.

Elle se prolonge dans la région lombaire de telle sorte que l'épine iliaque se trouve juste au milieu de l'incision. Pour les enfants, cette incision n'a que de 8 à 13 cm. On incise couche par couche. Arrivé sur le fascia transversalis, on excise celui-ci sur la moitié ou sur le tiers externe de la plaie. On introduit l'index au-dessous du cœcum ; puis, lentement et prudemment, on ramène le doigt en dehors et en avant, en explorant en même temps les parois de l'excavation. Ceci permet de se rendre compte des degrés de leur infiltration, de la présence des abcès et de la situation de ces derniers. « Si je ne trouve rien, dit Roux, je termine à peu près l'incision du fascia et je continue l'exploration de la fosse iliaque avec le doigt, ménageant les adhérences que j'ai toujours trouvées assez complètes pour que la recherche de l'abcès soit sans danger. Si c'est nécessaire, je ne crains pas de refouler en dedans l'épiploon ou les anses intestinales accolées et de chercher le fond du cœcum et l'origine de son processus vermiforme. Si l'extrémité de l'appendice est difficile à trouver, c'est qu'elle est enfermée dans un paquet d'adhérences, d'où on fait facilement sortir du pus dans la plaie ». Dans ce cas, l'auteur conseille d'employer le drainage et le tamponnement. » Supposons qu'on ne découvre pas l'abcès du premier coup, l'abcès aura toujours la chance de se vider dans la plaie plutôt que dans le péritoine ».

A l'incision de Roux on reproche la possibilité des éventrations produites généralement parce que, dans cette incision, on est obligé de couper les muscles en travers. En tout cas, le grand service que rend ce procédé, en mettant le péritoine à l'abri de l'infection, l'a rendu classique. Robert Morris conseille, pour l'intervention au début et dans les intervalles des crises de faire l'incision de Roux de 4 cm., qu'on pourra, dans les cas exceptionnels, augmenter jusqu'à 6 cm. Damay propose 8-10 cm. Pour éviter les hernies, Reclus conseille de faire l'incision le plus près possible de l'arcade crurale.

Le procédé de Jalaguier donne la possibilité d'éviter les éventrations et les hernies. Sur le milieu de l'espace qui sépare l'épine iliaque de l'ombilic on fait une incision de 8 à 10 cm. parallèle au bord externe du muscle droit ; le tiers supérieur est au-dessus de la ligne ilio-ombilicale, de deux tiers inférieurs sont au-dessous. En arrivant sur l'aponévrose du grand oblique, on la fend dans toute la longueur de la plaie ; la lèvre interne de l'aponévrose coupée est reclinée en dedans, ce qui découvre le bord externe du grand droit. On incise la gaîne de ce muscle dans toute la longueur de la plaie et à 0,01 cm. en dedans du bord externe. Les deux lèvres de cette incision sont écartées et on dissèque la lèvre externe de dedans en dehors, jusqu'au bord externe du muscle. On dégage le bord externe avec la sonde cannelée et on le refoule en dedans, en le maintenant avec deux écarteurs. On incise le feuillet postérieur de la gaine (*fascia transversalis*) également à 0,01 cm. en dedans du sommet de l'angle dièdre, formé par sa réunion avec le feuillet antérieur. Comme à ce niveau le fascia est appliqué sur le péritoine, il faut être prudent, on coupe le péritoine. Il faut faire attention de ne pas couper les vaisseaux épigastriques, qui passent à une petite distance de l'extrémité inférieure de l'incision. On arrive ainsi sur le cœcum et son appendice. On peut prolonger l'incision, si on n'a pas assez de jour. On peut descendre l'incision obliquement et un peu en dehors pour éviter les vaisseaux épigastriques. L'oblitération de la paroi abdominale se fait par la suture en étages avec un surjet au catgut n° 0 ou n° 1. On suture du même coup le péritoine et le fascia transversalis ; ensuite on fixe le bord externe du muscle droit à la partie moyenne de l'angle dièdre, formé par la divergence des deux parois de la gaine ; on suture après le feuillet antérieur de la gaine, et avec un troisième catgut on suture l'aponévrose du grand oblique. Dans les deux procédés, on suture la peau avec le crin de Florence.

Lorsqu'on opère à froid et qu'on ne trouve pas une suppuration dans la fosse iliaque, on ferme la plaie complètement après la résection de l'appendice. Sur 40 cas, Jalaguier ne draîna que 9 fois. Brun ne draîna pas du tout, au commencement de ses appendicectomies. Richelot draine dans les cas exceptionnels.

Mais, quand l'opération devient laborieuse ou qu'elle découvre un foyer purulent, on doit drainer. On supprime le drain 5 à 6 jours après l'opération, s'il n'y a plus de danger. Lorsqu'on tombe sur un abcès incomplètement résorbé, ou sur un amas de fongosités, il faut curetter le foyer, ou bien frotter avec une éponge aseptique.

L'incision simple est un procédé de nécessité. Employée déjà par Dupuytren, Grisolles et Willard-Parkers, elle fut préconisé par Mahomed. On incise sur le point culminant, on lave le foyer et on tamponne avec de la gaze iodoformée ou aseptique. Ce procédé expose aux fistules et aux récidives.

L'incision de Mac-Burney se fait perpendiculairement à la ligne qui réunit l'épine iliaque supérieure avec l'ombilic. D'une longueur de 10 cm., elle est située à 2 cm. et demi de l'épine ; 3 cm. de cette incision sont au-dessus de la ligne ilio-ombilicale et 7 centimètres au-dessous. Les deux lèvres de l'incision étant écartées, on sépare au moyen d'un instrument mousse les fibres musculaires, en prenant garde de ne pas déchirer les fibres du grand oblique. Par l'écartement des fibres musculaires séparées, on fait bâiller le fascia transversalis et le péritoine. L'appendice étant enlevé, on suture le péritoine et le plan musculaire avec un catgut. Ce procédé permet d'éviter des éventrations. L'hémorragie est ici nulle, puisqu'il n'y a pas d'organes coupés. Max Schüller a préconisé une incision, parallèle au bord externe du muscle droit, qui permet d'arriver directement sur l'appendice. Le désavantage de ce procédé est que l'incision, étant parallèle au cœcum, prédispose aux éventrations et aux hernies de cet intestin. Roux la trouve excellente dans les cas où le processus est très allongé et rabattu en haut et en dedans et où l'abcès est placé au voisinage de l'ombilic.

Les incisions accidentelles sont le plus souvent deux incisions, l'une médiane et l'autre iliaque, complémentaire Schwartz et Chaput eurent recours à l'incision complémentaire. Dans le cas de Schwartz, il s'agissait d'un malade de 30 ans, atteint d'une péritonite généralisée. L'incision médiane n'avait pas permis d'atteindre le processus vermiforme perforé. On fit alors une incision de 10 cm. au-dessus de l'arcade crurale et on réséqua l'appendice par cette ouverture. Dans une observation, citée par Reclus, le docteur Régnier fit d'abord une laparotomie médiane sous-ombilicale. La main, introduite dans la fosse iliaque droite, trouva l'appendice malade, mais déchira en même temps les adhérences qui séparaient le péritoine de la fosse iliaque. Pour ne pas envahir la séreuse, Régnier fit une autre incision parallèle à l'arcade de Fallope et, pour avoir plus de jour, une troisième entre les deux premières, de sorte que l'incision prit la forme d'un H majuscule. Malgré cette incision, le malade guérit. Chez le malade de l'observation n° 4, le docteur Cazin pratiqua d'abord une incision classique de Roux. Ne trouvant pas le cœcum ni son appendice, ce chirurgien introduisit sa main dans l'excavation et, en l'explorant, constata que l'intestin se trouvait adhérent dans les environs de l'ombilic. Il fit alors une incision perpendiculaire à la précédente et reséqua l'appendice. L'incision d'ensemble avait la forme d'un T couché. Le malade est parfaitement guéri et se porte bien, sans éventration ni hernie.

Les recherches de l'appendice.

C'est une question sur laquelle l'accord est loin d'être parfait. Routier dit *qu'on doit l'appendice à son malade*, lorsqu'on fait une appendicectomie. Quenu partage à présent l'opinion de Routier, qu'il ne faut pas s'arrêter, parce qu'on n'a pas trouvé tout de suite l'appendice. Il faut patienter et savoir le chercher. Mais si les recherches doivent être trop compliquées et sans résultats, il faut les abandonner. Pour Brun, il faut enlever l'appendice. Pour Jalaguier, on fera l'ablation de l'appendice, *s'il est facilement accessible* ; dans le cas contraire, on se contentera de draîner. Karewsky trouve que la résection de l'appendice doit être faite, lorsqu'il n'y a pas des adhérences ; mieux vaut le laisser en place, que de prolonger l'opération. Reclus est d'avis qu'il est important de rechercher l'appendice, non pas tant pour l'enlever, que pour ouvrir les abcès qui se trouvent dans son voisinage. Pour Monod, la résection ou la conservation de l'appendice ne paraît pas avoir une influence sur le mode et la rapidité de la terminaison. Cet auteur trouve qu'il y a des cas où il est même dangereux d'aller rechercher, non seulement l'appendice, mais même les abcès. Sur 32 cas présentés par lui à la Société de chirurgie en 1895, il n'a fait que 5 résections de l'appendice. Poncet, de Lyon, est d'avis que la guérison peut se faire sans que l'appendice soit enlevé. Richelot est d'avis, que lorsqu'on opère à froid, il faut chercher l'appendice et faire son ablation, avec réserve de ne pas s'acharner à chercher à outrance l'appendice, puisqu'on peut s'exposer à des accidents regrettables. C'est l'attitude que la plupart de chirurgiens suivent pendant l'appen dicectomie à froid. Dans ce cas, on ne craint pas de prolonger l'opération et, en ménageant les adhérences, on peut se rendre toujours maître du processus vermiforme.

Dans le cas de suppuration péri-appendiculaire, Czerny est d'avis de ne pas insister sur les recherches à outrance de l'appendice, afin de ne pas détruire les adhérences protectrices.

Elliot proposa le moyen suivant pour chercher l'appendice : après avoir incisé le péritoine et saisi le cœcum, il faut suivre la bandelette fibreuse antérieure de cet intestin, la bandelette longitudinale, de haut en bas jusqu'à ce qu'on tombe sur le processus vermiforme. Parfois les adhérences, agglutinant les organes de la F. I. empêchent le doigt d'arriver sur l'organe à exciser ; on dégage alors le cœcum des adhérences, en garnissant la cavité péritonéale par des compresses aseptiques. Souvent la recherche de l'appendice devient tellement compliquée que, malgré toute la sagacité du chirurgien, il reste introuvable. Guyon l'a trouvé entre l'utérus et la vessie. Routier l'a trouvé une fois, en pinçant le pourtour du cœcum et en disséquant à la pince une bandelette longitudinale, qui le cachait complètement. Schwartz trouva l'appendice après de longues recherches au moment même de la fermeture de la plaie ; l'appendice était appliqué contre la face postérieure du cœcum. Chez la malade de l'observation n· 3, le cœcum était à sa place normale sans aucune adhérence. Le doigt contourna le cœcum avec une grande facilité, arriva sur l'intestin grêle, sans y rencontrer le processus vermiforme. M. Richelot tira alors le cœcum en dehors de l'incision et, en l'examinant soigneusement de tous les côtés, ne trouva plus trace de l'appendice En réexaminant les faces du cœcum, on remarqua que sa paroi postérieure était comme épaissie par une lame celluleuse, et sa surface péritonéale voilée par un tissu adventice. Prenant alors une pince à disséquer, M. Richelot souleva cette lamelle et la disséqua ; aussitôt apparut l'appendice, relevé de bas en haut et intimement accolé au cœcum.

Trèves a confondu l'appendice avec l'uretère droit. Delorme a réséqué une nodosité fibreuse, à la place du processus, qui, lui, était situé derrière le cœcum, entre cet organe et l'intestin grêle, enclavé dans un amas d'adhérences, à tel point qu'il resta introuvable malgré de longues recherches. Quénu a trouvé l'appendice, réduit à 0,01 cm de longueur, portant un petit abcès, gros comme une aveline, qu'il croyait résulter de la fonte des trois quarts supprimés de l'organe.

L'amputation spontanée est notée plusieurs fois. Chez le malade de M. Demoulin, l'appendice était remplacé par un simple moignon fibreux. Roux cite cinq observations dans lesquelles il trouva l'appendice amputé spontanément.

Dans un cas, rapporté par Damay, l'appendice était

tellement enclavé dans un amas par des adhérences qu'on renonça à le réséquer. Ce cas n'est pas rare. Dernièrement Blanquinque, de Laon, a relevé un cas, dans lequel la recherche de l'appendice fut abandonnée, à cause des adhérences que l'auteur a laissées comme protectrices du péritoine.

La résection de l'appendice

D'après Roux, de Lausanne, la résection d'emblée avec occlusion du moignon, par suture et non par simple ligature, doit être la règle dans l'appendicectomie. Cet auteur considère la simple ligature comme une faute du chirurgien.

Le dégagement de l'appendice doit se faire avec beaucoup de ménagements, très lentement et surtout avec beaucoup de douceur. Si on remarque le moindre suintement, il est prudent de l'arrêter au moyen d'un surjet de fin catgut. On peut couper le processus vermiforme, soit entre deux pinces hémostatiques, à 5-6 millimètres de distance, soit entre deux ligatures, ou bien en mettant d'abord au ras de l'organe une ligature, au dessus de laquelle on le résèque. On doit sectionner l'appendice à 3 ou 4 millim. au dessus de son abouchement avec le cœcum.

Dans la résection de l'appendice, il faut distinguer deux cas : 1° lorsqu'il y a un abcès autour de l'appendice, on place des drains et un mickulitch, en posant sur la base de l'organe un lien circulaire en soie ou en catgut. On sectionne le processus au moyen du thermocautère au-dessus du lien, 2° lorsqu'il n'y a pas d'abcès, il existe trois procédés : *a*) on fait l'occlusion du moignon par trois plans de suture ; *b*) on enchâsse le moignon de l'organe réséqué dans un repli de la paroi cœcale ; *c*) on combine ensemble les deux procédés précédents.

Le procédé le plus employé est le procédé dit à manchette. On pose une ligature sur l'appendice à 5 milim. de son implantation. A 5 millim. au-dessus de cette ligature on fait une incision circulaire, en coupant le péritoine. On dissèque cette séreuse de manière à obtenir une manchette, qn'on relève ensuite. On sectionne après les autres tuniques de l'organe : la musculeuse et la muqueuse au ras du cœcum. On lie circulairement après cautérisation avec le thermocautère, avec l'eau phéniquée forte. Au moyen de sutures, on rapproche les deux bords de l'ouverture de la manchette séreuse et on les invagine par un deuxième plan de sutures de Lambert. Jalaguier place deux fils entrecroisés sur le méso-appendice et sectionne après le processus au ras du cœcum. Il enlève la muqueuse du moignon avec une curette et cautérise la cavité avec le thermocautère avant de la fermer par un surjet de fin catgut, en invaginant les bords de l'entonnoir par les sutures séro-séreuses. Il recouvre ensuite le moignon au moyen d'un feuillet adventif ou bien au moyen d'un appendice épiploïque, ou bien encore en enfouissant le moignon dans un pli de la paroi cœcale. Brun détruit, à l'aide de ciseaux fins, ou avec une fine curette, toute la muqueuse du moignon appendiculaire, puis il la ferme avec quelques points de catgut et l'invagine dans la paroi cœcale. Mac-Burney sectionne l'appendice entre deux ligatures au catgut, ou bien au dessus d'une ligature, en liant secondairement le méso-appendice. D'après Monod et Vauverts, il est prudent de lier l'artère appendiculaire dans le méso, avant de mettre une ligature sur l'appendice. Ces auteurs incisent l'organe à 0, 01 cent. au-dessus de la ligature, placée au ras du processus. Trèves pose un double plan de sutures, après avoir coupé le processus à l'aide de ciseaux. Morton sectionne l'appendice jusqu'au ras, à l'aide d'une pince à forcipressure. Quénu consolide le moignon par une double suture, en comprenant l'épiploon dans son second plan de sutures, et dissèque une manchette péritonéale, qu'il suture après avec le moignon de l'appendice.

Fowler pose d'abord une ligature temporaire à la base de l'organe. A deux cent. et demi de celle-ci il en fait une autre, qu'il serre convenablement. Puis, il fait une section circulaire, entre les deux ligatures, comprenant la séreuse et le tissu cellulaire sous-jacent. On dissèque ces deux couches de manière à obtenir une manchette, qu'on rabat jusqu'au niveau de la ligature temporaire. La tunique musculaire et la muqueuse sont sectionnées à la base et touchées au thermocautère ou à l'acide nitrique fumant. Ceci fait, on supprime la ligature temporaire et on rabat la manchette sur le moignon. Puis ce dernier est saisi avec des pinces et disséqué jusque contre la paroi cœcale, qui se déprime en sillon, et dont les bords sont suturés l'un à l'autre par dessus le moignon. Le moignon se trouve ainsi enchâssé dans la paroi cœcale.

Isch-Wahl attire l'appendice en dehors et entoure sa base par deux fils de gros catgut qu'il lie de telle sorte qu'un nœud sort à gauche, et l'autre à droite. Chacun de ces fils passe isolément dans la portion voisine du péritoine. On lie ensemble les deux fils du haut, puis les deux fils du bas. Ceci fait, il achève la suture du péritoine en laissant passer l'appendice en dehors de la séreuse. Quand l'appendice est hors du ventre, on le résèque et on ferme son moignon par le procédé ordinaire. Le pédicule reste ainsi hors du ventre et, s'il est bien fermé, comme il demeure sous les muscles, dans le tissu cellulaire sous-péritonéal, la guérison se fait simplement; si la fermeture du processus est mal faite, on est quitte avec un abcès de la paroi au lieu d'une péritonite.

Plusieurs observations montrent que parfois une simple ligature suffit pour amener la guérison complète. Il va sans dire que cette conduite doit être considérée comme exceptionnelle, plutôt accidentelle, malgré les résultats encourageants, obtenus par plusieurs auteurs. Dans notre observation n° 4, l'appendice fut réséqué après la ligature, mise en règle pour finir le moignon. Mais, à ce moment, le malade devient agité, l'anesthésie est insuffisante, le malade chasse à chaque expiration ses anses intestinales en dehors de la plaie, qui, à cause des anomalies indiquées plus haut, avait été faite en T couché. Tous les efforts du chirurgien pour former le moignon classique étaient vains, le fil s'arrachait à chaque tentative, de sorte qu'on fut obligé de renoncer à l'enfouissement du moignon dans le cœcum. On mit alors un simple fil de catgut, on enveloppa le bout cœcal de l'appendice par une mèche de gaze aseptique que l'on abandonna dans le fond de la plaie. Le malade a guéri et continue à se porter très bien. Il ne présente ni fistules ni éventration.

Chez un malade de Floderus, opéré dans la clinique de Lennander, on fut obligé de placer sur le bout central de l'appendice gangreneux une pince hémostatique, qu'on laissa sur place pendant trois jours. On enleva la pince le quatrième jour, sans mettre un fil à sa place. Drainage et tamponnement. Pendant les trois premiers jours, quand le bout d'appendice fut pris par la pince, le malade eut son ventre ballonné. Au bout de la 4me journée, il se forma une fistule qui donna issue à une abondante quantité de matières fécales ; l'état du malade s'améliora à partir de ce moment et il sortit de l'hôpital sain et sauf.

Les soins consécutifs.

Pendant les deux premiers jours après l'opération, on donne au malade du vin de Champagne, de l'eau de Vichy ou du lait et du thé au rhum. On peut donner la potion de Tood, ainsi que l'extrait thébaïque à 0,01 cg. ou des pilules d'opium. Le troisième jour, les uns donnent un léger purgatif, les autres un léger laxatif. S'il n'y a pas de fièvre, on donne des aliments à partir du 5e jour.

Si le malade avait un drain, on appliquerait de la glace sur le ventre pendant les 2 ou 3 premiers jours. Jalaguier emploie comme drainage les tubes de caoutchouc de gros calibre, qu'il isole des intestins au moyen de bandes aseptiques. Lorsque les forces du malade sont affaiblies, il faut faire des injections de sérum artificiel en masse.

Dans les appendicectomies à froid, la suture des parois étant complète, on enlève les fils habituellement du 8e au 10e jour. Dès le commencement de la convalescence, Roux conseille de porter une ceinture, la sangle de Glénard.

Jalaguier tient ses opérés pendant les deux premiers jours à la diète absolue ; le troisième jour il permet de donner du lait et des tonifiants. Ce n'est qu'au 6e ou 7e jour qu'il provoque la première selle.

Les suites de l'appendicectomie sont, d'après Brun, à peu de chose près les suivantes : l'opération est suivie d'une réaction péritonéale, qui se manifeste par des vomissements souvent abondants et une accélération du pouls. L'agitation est parfois assez marquée et la soif vive. Ces phénomènes disparaissent au bout de 36 à 48 heures et après l'expulsion des gaz par l'anus. La guérison se fait sans inconvénient, si on prend soin du tube digestif. Cet auteur donne le lendemain de l'opération du Champagne et de l'eau de Vichy, une cuillerée à café toutes les deux heures ; la morphine 3/4 cg. en trois fois. Le deuxième jour, il donne du lait et de l'eau de Vichy, 20 grammes de liquide par heure. Une purge de 30 gr. d'huile de ricin est donnée le neuvième jour. Le dixième jour, il donne à manger, en commençant par une cervelle. Le 15e jour, il permet dese lever d'abord 3 heures par jour en augmentant les heures du lever du malade progressivement de trois en trois heures, jusqu'à la sortie du malade, qui quitte l'hôpital muni d'une ceinture.

Pour relever les forces du malade Lennander, d'Upsal, administre des stimulants, principalement la digitale et le camphre ; il nourrit ses malades au moyen de lavements alimentaires. Pour favoriser l'élimination des substances toxiques, Floderus donne la digitale en infusion et de l'eau salée ; il donne également le calomel, de 0,05 cg. à 0,10 cg. Lennander proscrit l'opium après l'opération et lui préfère des injections sous-cutanées de morphine. Bobroff donne une purge le deuxième jour de l'appendicectomie.

Rochard nourrit ses malades pendant les deux premières journées après l'opération avec des aliments liquides : lait, champagne, thé au rhum. Il donne la morphine en injections sous-cutanées. Le troisième jour, un purgatif salin. Le dixième jour, il permet des aliments solides. Les malades sont munis d'une ceinture de Glénard.

L'appendicite est deux fois plus fréquente chez l'homme que chez la femme.

En réunissant les statistiques de Bamberger, de Matterstoch, de Fitz, de Mlle Gordon et de Brun, nous obtenons les résultats suivants : l'appendicite est plus fréquente entre 10 et 20 ans (194 cas), 39 0[0 ; presque au même niveau, entre 20 et 30 ans, et entre 20 mois et 10 ans : 22 0[0 pour la première période (97 cas) et

20 0[0 pour la seconde (95 cas). D'après Brun, le maximum est entre 5 et 15 ans.

Les difficultés de l'opération

D'après Senn, l'appendicectomie est l'opération la plus simple et la plus bénigne de la chirurgie abdominale. Nous acceptons cette opinion avec réserve pour l'appendicectomie à froid et nous ne considérons nullement cette opération comme la plus facile de la chirurgie abdominale. L'appendicectomie présente des surprises quelquefois très désagréables. Les signes physiques de l'appendicite sont loin de nous renseigner sur les difficultés opératoires, qui peuvent se rencontrer pendant l'opération, ce n'est que lorsque l'incision est faite et l'exploration de la fosse iliaque accomplie, qu'on peut se rendre compte de la situation, de la position à peu près exacte de l'appendice et de ses rapports avec les organes voisins. Nous avons vu plus haut, que parfois on est obligé de modifier même l'incision et d'abandonner les recherches de l'appendice. Dans l'observation n° 1, le malade opéré par M. Demoulin présenta tous les grands symptômes de l'appendicite : douleur du point Mac-Burney, tumeur de la F. I. D., qui donna la sensation d'un corps cylindrique du volume du petit doigt, fièvre, etc. On ouvre la fosse iliaque et le péritoine et on trouve une corde épiploïque, adhérente à la face antérieure du cœcum, qui donna justement la sensation du corps cylindrique, simulant ainsi l'appendice pathologique.

De plus, on rencontre des brides péritonéales, fixant le gros intestin à la fosse iliaque. L'intestin grêle, à sa portion terminale, adhère à la face interne du cœcum, sur une longueur de 0.03 cm. par des brides péritonéales très courtes et extrêmement résistantes. Ces brides se trouvent au-dessus du gros intestin et produisent une coudure de l'intestin grêle au niveau de la valvule iléo-cœcale.

L'appendice est remplacé par un moignon fibreux de 2-3 millim., dont la description a été déjà faite plus haut. Il a fallu, pour libérer le cœcum et l'intestin grêle des adhérences et des brides, au moins une heure et demie.

Chez la malade de l'observation n° 3 le cœcum et l'intestin grêle étaient complètement libres d'adhérences, et cependant toutes les recherches faites sur place ne permirent pas de trouver l'appendice. Il aurait fallu attirer le cœcum en dehors de la plaie et disséquer ses parois avec une pince à dissection pour trouver le diverticule cœcal.

Dans un cas, Auger constata à la palpation de la F. I. D., un boudin qui, examiné à l'ouverture du ventre, n'était autre chose que l'épiploon induré, situé en avant du cœcum. « Deux fois, dit Roux, nous avons dû rabattre en dehors, à la façon d'un volet, les bords du tablier épiploïque engagé entre le cœcum et la fosse iliaque, Dans un cas, l'épiploon formait devant l'abcès un gâteau grenu, très épais, gorgé de sang, fortement accolé au péritoine antérieur. Dans un autre cas, le même auteur trouva une plaque épiploïque, épaisse, friable et gorgée de sang, engagée entre le bord du cœcum et la paroi abdominale latérale. Wercester trouva, chez un de ses opérés, l'épiploon sphacélé, entourant l'appendice de tous les côtés. Dans un cas de Schwartz, on ne trouva, après l'incision du fascia, l'épiploon nullement adhérent ; en le relevant, on constata que le cœcum était adhérent au muscle psoas et à l'artère iliaque externe.

Jalaguier propose de mettre une ligature sur les adhérences et de les couper ensuite. Ces adhérences forment parfois des amas agglutinés considérables d'où il est absolument impossible de dégager l'appendice. Il y a des cas où le décollement des adhérences crée des accidents regrettables. On a constaté des déchirures des intestins ou, ce qui est plus grave encore, la déchirure de l'artère iliaque. L'appendice est parfois uni à l'artère par des adhérences, qu'on ne parvient à décoller, que très difficilement. Dernièrement, notre maître Jalaguier eut du mal à détacher l'appendice de l'artère iliaque externe. Dans un cas, notre maître Richelot trouva l'épiploon fortement lié à l'intestin grêle et au péritoine. Du côté du cœcum il trouva une tumeur à noyau, dure, incorporée à la paroi cœcale au niveau même de l'abouchement de l'intestin grêle ; cette tumeur était un foyer tuberculeux, trouvé par hasard. Chez un malade de Delorme les adhérences, englobant l'appendice et les organes voisins, étaient tapissées, ainsi que 10 cent. de l'intestin grêle, par des fongosités, saignant au moindre contact,

Clarck dut renoncer à la résection de l'appendice à cause des adhérences. Dans un cas de Révillot, l'exploration présenta de telles difficultés, que l'auteur fut obligé d'abandonner l'appendice non réséqué. Tout dernièrement, Quénu réséqua un appendice formant la paroi d'un petit foyer chronique, dans lequel se trouvait une anse intestinale adhérente. Le décollement de cette anse causa la déchirure de sa paroi, ce qui exigea la réparation de l'intestin. Le 27 janvier de cette année, le même auteur trouva, chez une malade atteinte d'une appendicite et d'une salpingite concomitante, un foyer, auquel adhéraient les anses intestinales, l'épiploon et l'appendice. Une des anses grêles était perforée par le décollement.

Dans quelques observations on trouve notée la présence d'éraillures sur le cœcum. Quénu trouva même une perforation de cet organe, grosse comme une pièce de 50 centimes.

Chez un malade de Bobroff, l'épiploon était adhérent aux bords de l'anneau inguinal. Ce chirurgien fit en même temps l'appendicectomie et la cure radicale pour hernie.

L'extrémité de l'appendice peut adhérer soit aux anses intestinales, soit aux organes voisins. Chez un opéré de Routier, l'appendice adhérait à la terminaison de l'intestin grêle, de sorte que toutes les fois que l'intestin cœcal se déplaçait, soit par la distension de l'intestin, soit par ses mouvements péristaltiques, l'appendice formait une coudure à l'intestin et provoquait des douleurs atroces. Richelot trouva l'appendice accolé à la trompe et à l'ovaire et confondu avec ces organes dans une même masse épiploïque. Dans un cas de Routier, l'appendice formait un anneau, dans lequel s'engageait une portion du cæcum de 12 à 15 cm., ce qui causa une occlusion intestinale. Dans un cas, relaté par le même auteur, le docteur Assaky ne put trouver l'appendice iléo-cœcal ; mais à sa place il trouva une pierre stercorale, qu'il enleva ; la guérison fut complète. Dans un cas de Terrier, l'appendice se présenta comme une bride, se dirigeant du cæcum à l'utérus et de là rétrocédant à une anse intestinale. Le décollement de cet appendice causa la perforation de l'anse intestinale. Nous avons déjà parlé de l'observation de Delorme, où ce chirurgien reséqua une nodosité fibreuse à la place de l'appendice ; à l'autopsie celui-ci fut trouvé derrière le cœcum, ayant la forme d'un ganglion très hypertrophie, mesurant 3 cm. en longueur et 2 cm. en largeur.

Marchand réséqua chez un malade de 35 ans, un appendice qui formait la paroi inférieure d'une vaste collection purulente, fétide et mêlée de sang. L'auteur évacua d'abord la collection et réséqua ensuite l'appendice. D'après Quénu, il faut rechercher le foyer purulent : si celui-ci n'est pas de grandes dimensions, il faut protéger les alentours et éponger tout le pus de la collection. On met ensuite un drain qu'on sépare par des compresses aseptiques. Dans un cas opéré par cet auteur, le cœcum était soulevé par une grosse collection du pus. Après avoir ouvert le péritoine, Quénu sutura au moyen d'un catgut la paroi antérieure du cœcum avec le péritoine pariétal et isola ainsi le champ opératoire.

Chez le malade de l'observation n° 4, on ne trouva

rien dans la fosse iliaque. Le cœcum et son appendice étaient logés dans le voisinage de l'ombilic et, pour les atteindre, on fut obligé de faire l'incision en T. Dans la F. I. Le cœcum était remplacé par une anse du gros intestin, dont la cavité se dirigeait vers l'ombilic.

De ce qui précède nous concluons que l'appendicectomie est loin d'être une opération si facile, comme le veut Senn. La plupart des auteurs la considèrent au contraire comme très sérieuse. Mais, avant d'aborder le chapitre des accidents consécutifs, nous devons faire remarquer que l'appendicectomie à froid présente plus de chance de réussite que l'appendicectomie à chaud. Tout le monde se rallie à présent à l'opinion de Roux, de Lausanne, qui considère l'appendicectomie à froid, comme une opération assez facile et idéale. Les statistiques approuvent pleinement cette attitude des auteurs. Sur 420 cas publiés par Bull, en 1894, cet auteur nota seulements 8 morts. Sur 95 cas d'appendicectomie à froid, Roux eut une seule mort. Sur 45 cas opérés par Jalaguier, il n'y eut pas un cas d'insuccès. Des 45 opérés par Kümmel jusqu'à 1895, un seul malade succomba. Damay n'a trouvé que 3 mortssur 181 cas. Trèves, un mort sur 18 opérés. Fowler, 1 sur 26. Brun a opéré 53 fois à froid sans aucun échec. Chaillol note 28 succès sur 28 opérés à froid.

Les accidents consécutifs

Lorsqu'on a enlevé l'appendice, soit que l'intervention ait été faite à chaud, soit qu'on n'ait pas pu arriver à réséquer l'appendice, les accidents consécutifs à cette intervention incomplète ne sont pas chose rare. C'est du reste ces accidents qui ont fait naître le principe d'après lequel on doit profiter de la moindre occasion pour faire l'ablation de l'organe, ne fût-il atteint qu'une seule fois. Mais les accidents consécutifs à l'appendicectomie sont encore rares et quelques-uns n'ont pas encore été étudiés jusqu'à présent d'une façon précise. Les accidents les plus fréquents sont les éventrations et les hernies, qui prennent naissance à la suite des relâchements de la paroi musculaire et sont plus fréquents, lorsqu'on emploie l'incision de Roux. Dans ce cas, la cicatrice cède sous l'influence des efforts. Sur 45 cas traités dans le service de Broca, on nota 13 fois les éventrations. Sonnenburg donne la proportion de 15,9 0/0 pour les éventrations consécutives à l'appendicectomie.

Pour éviter ces accidents, Roux et Reclus conseillent de faire l'incision le plus près possible de l'épine iliaque, et de suturer la paroi à trois étages. Reclus propose en outre de faire l'incision d'une longueur de 10 cm. Le procédé de Jalaguier seul garantit contre ces accidents.

Comme accidents consécutifs à l'appendicectomie, il faut noter ensuite les fistules, qui sont plus fréquentes lorsqu'on opère à chaud et lorsqu'on fait usage du drain et du tamponnement. Elles commencent, dès que le liquide stercoral se fait jour dans la plaie. Lorsque le suintement stercoral persiste, la fistule peut durer longtemps et se prolonger 3, 4 ou 6 mois et même davantage. Le plus souvent la fistule est entretenue par l'appendice malade, laissé en place. Dans ce cas la résection du processus vermiforme met fin à la complication. Chez le malade de l'observation 5, la fistule dura un an ; malgré cela la santé du malade a été très bonne. Pour en finir avec cette fistule, M. Richelot se décide à réséquer l'appendice, après quoi le malade guérit complètement.

Dans un cas de Roux, le malade rendait, quelques jours après l'ablation de l'appendice, des selles sanguinolentes ; d'autre part on trouva dans la plaie des débris fécaloïdes. « Il semble, dit cet auteur, que l'amputation du processus ait laissé persister longtemps la communication entre la plaie et l'intestin. L'occlusion a eu lieu plus tard et seulement par rétraction du tissu cicatriciel au fond de la plaie ». Cet accident est presque unique dans la littérature médicale et est dû probablement à l'imparfaite occlusion du moignon.

Chez une malade de Terrier, l'appendice fut réséqué le 21 février 1891. La malade se porta bien après l'opération, à tel point que, le 9 mars, on supprima les drains. Le 14 du même mois, la malade se leva. Mais ce jour-là, la température monta à 38°4 et la malade ressentit de la douleur dans la fosse iliaque droite, avec constipation persistante. Le 19 mars, la malade est au repos : la douleur cesse, la température devient normale et la malade continue à aller bien. En examinant la malade, le 1er avril, on constata un petit abcès dans la fosse iliaque droite, à la partie inférieure de la plaie. On incise l'abcès le jour même, la malade se rétablit comme par enchantement. Le 22 avril, elle quitte l'hôpital tout à fait guérie. Cette observation se rapproche beaucoup de l'observation n° 2.

Chez cette malade, l'appendice fut enlevé 18 mois avant les accidents consécutifs. Le hasard a voulu que cette malade soit une habituée du service de notre maître et que son appendice soit enlevé par M. Richelot lui-même, lorsque cette malade s'était présentée 18 mois après l'appendicectomie avec des douleurs dans la fosse iliaque droite, avec ballonnement du ventre de temps à autre, avec du péritonisme et même des envies de vomir, en un mot avec des symptômes de l'appendicite, notre maître ne put pas s'empêcher d'attribuer tous ces accidents au nervosisme de la malade et traita même la femme C... pour de « l'hystérie exagérée ».

Mais, quelque temps après, la malade revient dans le service, se plaignant de nouveau, d'accidents, cette fois plus accentués, de l'appendicite. En examinant la fosse iliaque droite, M. Richelot constata un cordon cylindrique, induré et douloureux à la pression. La malade réclama l'intervention ; on se décida à l'opérer de nouveau. A l'ouverture du péritoine, on tombe sur un cœcum adhérent partout ; le cordon dur, senti par la palpation, est formé par la bandelette antérieure des fibres musculaires longitudinales de l'intestin, tendu comme une corde et fixé en bas par des adhérences. On libéra le cœcum et l'intestin grêle et on constata la cicatrice laissée par l'appendice réséqué. Nous avons revu la malade le 15 avril dernier ; elle se portait bien, ne souffrait plus dans la fosse iliaque droite. La cicatrice est en bon état ; on n'y constate ni hernie, ni éventration. La paroi abdominale est souple et ne présente point de grosseur. La malade souffre d'une constipation opiniâtre depuis bien des années, et dit que, pendant les « échauffements », avant de prendre la purge, elle sent de temps en temps des douleurs sourdes dans la fosse iliaque droite, qui disparaissent aussitôt que la purge est prise. Ne serait-ce pas, par hasard, la formation de nouvelles adhérences qui se produisent, grâce à la constipation, et qui sont cause de ces douleurs lointaines à peine perceptibles par la malade ? Il serait intéressant de voir, si ces douleurs sourdes ne se transformeront pas en vraies douleurs récidivo-appendiculaires.

Demoulin appelle ces accidents pseudo-crises appendiculaires. Chez son malade, la première crise a eu lieu en 1895. Cette crise n'a pas duré longtemps et a été suivie par six autres crises. La dernière crise appendiculaire remontait à trois semaines avant l'opération. La palpation de l'abdomen du malade donna la possibilité de constater au niveau du point Mac-Burney un cordon cylindrique, gros comme le petit doigt. Ce cylindre n'est autre chose qu'une corde épiploïque, adhérente à la face antérieure du cœcum. En libérant cet organe, M. Demoulin ne trouva point l'appendice. Mais, à la face postérieure du cœcum, il constata un moignon fibreux de 2 à 3 mill. de longueur, bien cicatrisé. Le moignon occupe juste la place de l'insertion de l'appendice. En poursuivant ses recherches plus loin, M. Demoulin trouva l'intestin grêle, adhérent au cœcum et formant une coudure. Les adhérences décolées, le chirurgien ferme le ventre, et le malade continue à se porter bien jusqu'à présent. Ici, il est probable que l'appendice fut détruit pendant l'une des crises précédentes et peut-être pendant la première attaque ; les crises suivantes furent des accidents appendiculaires consécutifs. A quoi peuvent être dues ces crises pseudo-appendiculaires? Ne sont-elles pas provoquées par des adhérences? Nous le croyons volontiers puisque, dans les deux cas décrits à l'instant, la libération des adhérences suffisait pour amener la guérison.

Monod et Vauverts affirment qu'on constate quelquefois, à la suite d'une opération pour pérityphlite, des troubles douloureux, dus principalement aux adhérences qui réunissent l'intestin à la paroi abdominale ou à l'appendice resté sur place. Ces accidents douloureux doivent être considérés comme des suites pseudo-appendiculaires post-opératoires, analogues aux crises pseudo-appendiculaires, consécutives à l'appendicectomie.

Une des grosses complications post-opératoires, c'est la perforation secondaire du cœcum. Quénu la constata dernièrement, chez un malade qu'il a vu avec A. Robin, et chez lequel il dut intervenir pour appendicite. Le troisième jour après l'opération, on trouva dans la plaie un pus noirâtre et fétide, qui fut bientôt remplacé par un flot de matières intestinales. Celles-ci provenaient du cœcum perforé qui entretenaient une fistule, qui demanda pour son rétrécissement au moins 5 semaines. Dans un cas de Poncet et Jaboulet, la perforation du cœcum se produisit par un tampon de gaze, faisant office d'une compresse hémostatique, mais qui fut laissée pendant trois semaines au contact du cœcum.

Les phlébites des membres inférieurs sont des complications qu'on rencontre encore assez fréquemment chez les opérés d'appendicectomie. Chez un malade de M. Quénu, opéré par l'auteur à Saint-Jean-de-Dieu pour appendicite avec résection du diverticule appendiculaire, on constata, trois semaines après l'intervention, une phlébite de la veine fémorale. Chez ce même malade il se déclara, dix jours après l'intervention, une douleur vive dans la fosse iliaque gauche avec formation d'un abcès, qu'on ouvrait par une incision parallèle à l'arcade crurale. Le même chirurgien constata la phlébite consécutive à l'appendicectomie chez un autre opéré. Jalaguier a noté la phlébite chez deux de ses opérés ; une fois après l'intervention, et une autre fois avec début avant l'opération.

Dawborn signale la parotidite douloureuse chez un enfant de 11 ans, opéré pour appendicite. Parmi les complications immédiates, le péritonisme est l'accident le plus fréquent. Il peut survenir même quand on intervient à froid et se manifeste avec tout le cortège des symptômes alarmants de l'appendicite, ballonnement du ventre, constipation, fièvre, douleur nécessitant souvent une intervention secondaire immédiate. Fréquemment la fièvre, la douleur et les autres symptômes éclatent à la suite de la formation d'un phlegmon local, d'un abcès dans la plaie ou d'un abcès à distance.

OBSERVATION I

Intervention après la sixième crise. Amputation spontanée de l'appendice. Difficultés causées par des adhérences et par l'absence de l'appendice. — Attaques appendiculaires après l'amputation spontanée de l'appendice. — Guérison après la libération des adhérences des organes.

Cette observation due à M. Demoulin, chirurgien des hôpitaux de Paris, est publiée dans le *Journal des Praticiens*, de M. Huchard, n° 4, en 1898, sous le titre de « Psendo-crises d'appendicite à répétition par adhérence péri-cœcales ».

K..,agé de 16 ans, fut pris, au mois de novembre 1895, d'une première crise d'appendicite aiguë avec péritonite localisée, et qui se termina sans intervention chirurgicale.

Le chirurgien vit le malade, pour la première fois, cinq mois avant la publication de cette observation, après le début des accidents, en mars 1896. Depuis, K a eu six nouvelles attaques, les trois premières dans les mois de janvier et de février, et la dernière crise trois semaines avant l'arrivée du malade à Paris.

A la palpation on trouva dans la fosse iliaque droite le point douloureux, dit de Mac-Burney et au même endroit un cylindre du volume du petit doigt, long de 3 à 4 centimètres, se dirigeant en bas et en dedans vers le pubis. C'est alors que M. Demoulin proposa l'intervention à froid, ce qui fut accepté et pratiqué avec l'aide du docteur A. Mullot, de Choisy-en-Brie.

Opération : Après avoir fait l'incision de Roux, le péritoine ouvert, le chirurgien tomba sur une corde épiploïque, adhérente à la face antérieure du cœcum, qu'on avait prise pour l'appendice. Sur la face postérieure et interne et vers le fond, on trouva de nombreuses brides péritonéales, fixant le gros intestin au péritoine de la fosse iliaque. Après quelque temps on finit par libérer le cœcum, mais on ne trouva qu'une légère trace de l'appendice vermiforme, qui avait été amputé spontanément à sa base, lors de la première crise, ainsi que le prouvait l'existence d'un petit moignon fibreux, imperméable au stylet, long de 2-3 millimètres à peine et siégeant au point où s'insère normalement le diverticule du cœcum. Poursuivant les recherches sur la place interne de la portion initiale du gros intestin, M. Demoulin trouva des lésions très accentuées : L'intestin grêle à sa terminaison, sur une longueur de deux centimètres environ, adhérait à la face interne du cœcum par des brides péritonéales très courtes et extrêmement résistantes. Ces brides se terminaient, au dessus de l'embouchure du grêle, dans le gros intestin, de telle sorte, qu'il y avait une coudure brusque de l'intestin grêle au niveau de la valvule iléo-cœcale. On parvint à détruire les adhérences et à rétablir les organes dans leur état normal ou à peu près, surtout à rendre à l'intestin grêle sa situation normale par rapport au cœcum et, à tous les deux, leur mobilité.

Derrière le cœcum et dans la portion terminale du mésentère on trouva cinq ou six ganglions lymphatiques du volume d'un pois, qu'on enleva sur place.

L'opération avait duré une heure et demie et avait donné lieu à une hémorragie assez abondante. Malgré l'absence de pus, M. Demoulin mit un drain et deux mèches de gaze dans la plaie. Le drain et les mèches furent enlevés le 4e jour.

Pas de réaction fébrile. Guérison parfaite sans éventration, grâce à la suture en étages.

Depuis 18 mois, le malade se porte très bien et n'a pas eu de nouvelles crises.

OBSERVATION II

(Due à l'obligeance de notre maître Richelot).

Crises aprendiculaires après l'amputation chirurgicale de l'appendice. Présence d'un cordon simulant l'appendice à la palpation. Intervention secondaire. Libération des adhérences du cœcum et de l'intestin. Guérison complète après la seconde opération.

Un extrait de cette observation a été publié dans le *Journal des Praticiens* de cette année. Nous avons personnellement complété cette observation par l'examen de la malade, trois mois après l'intervention secondaire.

Amélie P.., femme C.., âgée 29 ans 1/2 chenilleuse. A eu à 12 ans une fièvre typhoïde. Réglée à 17 ans. Irrégulièrement réglée jusqu'à l'année 1890, pendant laquelle on lui fait une castration ovarienne. A fait une fausse-couche de 6 mois à l'âge de 16 ans. Présente, en 1890, des douleurs au ventre persistant depuis deux ans, avec péritonite et leucorrhée. Elle fut alors atteinte d'annexites volumineuses.

Le 27 octobre 1890, M. Richelot pratique la laparotomie sous-ombilicale ; il trouva les annexes droites adhérentes, qu'il réséqua ; les ovaires de la malade prénsentaient deux gros kystes, de la grosseur d'une grosse noix, avec dégénérescence kystique avancée.

Le 17 novembre de la même année, la malade quitta le service complètement rétablie.

En 1893 ; Amélie P... fut prise de nouvelles douleurs dans le ventre, avec légère péritonite, qui décidèrent M. Richelot à lui faire une hystérectomie vaginale. L'opération est faite le 3 juin 1893. La malade sort de l'hôpital, après deux semaines, guérie.

Au commencement de l'année 1896, la malade est prise d'une forte crise d'appendicite qui la force à rester au lit 5 jours : douleurs fixes au point de Mac-Burney, ballonnement du ventre, douleur à la palpation et vomissement. Après cette attaque, elle est prise, tous les mois, d'une nouvelle crise d'une durée de 3 à 4 jours. Les deux derniers mois elle fut obligée de s'aliter sans pouvoir marcher, tant la douleur dans la fosse iliaque droite était forte. En même temps, elle est atteinte de troubles digestifs ; depuis six mois, elle ne peut prendre que du lait.

A l'examen, on trouve des signes d'appendicite bien appréciables, mais la cavité pelvienne est absolument saine.

Le 4 juin 1896 on opère la malade. On fait une incision iliaque de Roux. On trouve le cœcum sans adhérence, très sain et libre dans la fosse iliaque. On trouve facilement l'appendice. Celui-ci est long, non adhérent, fixé seulement au cœcum par un méso graisseux, paraissant sain. En deux ou trois points ce méso est un peu bosselé ; on suppose que ce sont des petites concrétions.

On procède alors à l'ablation absolue de l'appendice. On fait le moignon suivant l'usage et on termine la fermeture de la paroi abdominale par la suture en étages.

La malade se porte bien jusqu'en novembre 1897.

A cette époque, elle se présente de nouveau à l'hôpital, se plaignant de douleurs nerveuses et rhumatoïdes dans le ventre. Parfois elle présente un léger ballonnement du ventre avec envie de rendre. Comme la malade se plaignait en même temps de bouffées de chaleur, quelquefois une dizaine à la fois, M. Richelot, la considérant comme une névropathe, lui ordonna un traitement contre ses nerfs. Mais la santé de la malade ne s'est pas améliorée jusqu'à sa nouvelle entrée dans le service de notre maître.

Le 15 janvier dernier, Amélie P... se présenta de nouveau dans le service, en se plaignant de fortes douleurs dans la fosse iliaque droite, douleurs qui ont augmenté depuis le mois de novembre 1897. Ces douleurs ont été accompagnées de temps à autre par un peu de ballonnement du ventre, de péritonisme, d'envies de vomir toujours entravées ; la malade réclama l'intervention chirurgicale.

A l'examen de la fosse iliaque droite, on sent par la palpation une sorte de boyau vertical et induré, qui était le siège de la douleur spontanée. La pression exagérait la douleur. Etant sûr que ce ne pouvait être l'appendice, réséqué par notre maître, le 4 juin 1896, celui-ci se décide à aller à la recherche de cette tumeur longitudinale, douloureuse, très sensible à la pression et qui est la cause de troubles, rappelant exactement le tableau de l'appendicite.

Le 15 janvier 1898, la malade est opérée ; on fait la nouvelle incision sur l'ancienne incision de l'appendicectomie. Après avoir ouvert le péritoine on arrive sur le cœcum, entouré par des adhérences et fortement adhérent à la paroi abdominale, au voisinage de l'ancienne plaie. L'induration verticale, qu'on a sentie avant l'intervention par la palpation, était formée par la bandelette antérieure des fibres musculaires longitudinales de l'intestin, tendue comme une corde, et fixée en bas par des adhérences. On libère facilement le cœcum, qu'on abandonne dans l'abdomen, la malade étant sur un plan incliné : On finit ensuite l'opération en s'assurant que le moignon appendiculaire est bien cicatrisé, et on termine l'opération sans aucune complication.

La malade se rétablit vite et étant obligée de se rendre chez elle le plus tôt possible, elle quitte le service aussitôt les fils cutanés enlevés.

Nous avons vu la malade le 15 avril, trois mois après l'opération. Nous avons examiné la fosse iliaque droite et nous n'avons rien trouvé d'anormal. La nouvelle cicatrice tenait bien ; point d'éventration, ni de hernie. La paroi abdominale est souple, le ventre facile à palper. Mais la malade, étant très constipée depuis des années, n'a pas pu arriver à régulariser les fonctions de son tube digestif, et sans purgatif ou lavement, elle n'arrive pas à aller à la selle. La constipation chez elle s'accompagne de légères douleurs sourdes, ressenties dans la fosse iliaque droite; elles cessent avec la purge et ne reviennent qu'à la prochaine constipation. En dehors de ces légères douleurs, la malade n'accuse pas d'autres suites post-opératoires.

Observation III (inédite).

Due à l'obligeance de M. Richelot.

Difficultés de l'opération. — Appendice enclavé dans la face postérieure du cœcum. — Résection de l'appendice après dissection minutieuse.

Louise D..., âgée de 22 ans, couturière. Se portait toujours bien. Jamais réglée. Chloroanémique il y a 5 ans.

Le 17 janvier 1898 parut brusquement après quelques douleurs abdominales, dans la fosse iliaque droite, une douleur vive avec irradiations rénales. Deux jours avant cette apparition brusque de la douleur dans la fosse iliaque, elle avait dansé au bal et elle avait remarqué une certaine difficulté d'aller à la selle, avec quelques filets de sang. A partir de ce moment la malade avait remarqué que la douleur de la fosse iliaque s'accompagnait d'une induration dans cette région, formant un empâtement douloureux au toucher et qui remontait jusqu'à l'hypochondre. Fièvre intense. Le médecin consultant prescrivit des cataplasmes, un vésicatoire et une potion calmante.

15 jours après le début brusque de la maladie, l'examen a donné les résultats suivants : rien par le toucher vaginal. Petit utérus).

Tout le flanc droit jusqu'à la ligne médiane est empâté et très sensible au moindre toucher.

Le repos et le décubitus complet amènent la résolution progressive.

Pas d'élévation de la température. Au moment de l'opération, on constate l'existence d'un cylindre couché verticalement dans le flanc et dans la fosse iliaque. Le cylindre est indolent au toucher.

Le 1er février, la malade a eu une poussée aiguë très menaçante. En examinant la fosse iliaque de la malade, M. Richelot pensa à un abcès déjà formé. Il condamna au repos complet la malade, ce qui améliora considérablement son état. La fosse est devenue souple, la malade ne souffre plus, et M. Richelot se décide à l'opérer.

Le 8 février, opération. Incision iliaque. On tombe sur le cœcum et sur l'intestin grêle, qui sont péniblement attirés de leurs loges. En examinant le cœcum de tous les côtés, on est surpris immédiatement par l'absence complète de l'appendice vermiforme. Cependant le cœcum est libre d'adhérences et nettement séparé de la fosse iliaque. En contournant le gros intestin, on arrive facilement sur l'intestin grêle, dont l'embouchure est nettement vue, lorsque le cœcum se trouve en dehors de la plaie. De sorte qu'il a été facile d'explorer les organes de la fosse iliaque droite et de se convaincre, après quelques recherches inutiles, que l'appendice manquait absolument. Mais en examinant bien soigneusement les faces du cœcum, M. Richelot remarque que la paroi intestinale est comme épaissie par une lame celluleuse adventice.

Prenànt alors une pince à disséquer, il soulève cette lamelle et la dissèque attentivement. Aussitôt apparaît l'appendice, couché sous cette lame surajoutée, relevé de bas en haut et intimement accolé au gros intestin par le tissu cellulaire et lamelleux qui le cachait aux regards du chirurgien. On fait alors la résection de l'appendice d'après le procédé ordinaire : section, thermo et recouvrement du moignon. Pour éviter la suppuration causée par les longues recherches, on met un drain.

La malade est sortie guérie complètement.

Observation IV (inédite).

Due à l'obligeance du docteur Cazin, chef de la clinique chirurgicale à l'Hôtel-Dieu.

Difficultés de l'opération, et position anormale de l'abcès périappendiculaire. Incision anormale en T couché Ligature simple du moignon. Guérison.

Jean M..., âgé 17 ans 1/2, employé de banque.

Antécédents héréditaires. — Sa mère avait eu la fièvre typhoïde au moment de l'accouchement. Sujette à la migraine. Un de ses jeunes frères est sujet à des céphalalgies violentes. Le père du malade a eu la fièvre typhoïde et la variole.

Antécédents personnels. — Vers l'âge de 10 ans, le malade dit avoir eu le choléra, qui régnait alors dans son quartier. Au mois de janvier, il eut un parophimosis, opéré à Saint-Louis. Pas d'accidents tuberculeux, ni arthritiques. Il semble que ce malade fût atteint d'une colique sèche : surmenage intestinal, tendance à la constipation, membranes rubanées dans les selles.

En février 1897, le malade fut pris une nuit de violentes coliques, irradiées d'abord dans tout le ventre, puis localisées dans la fosse iliaque droite seulement. Ces douleurs durèrent toute la journée et la nuit suivante. Le ventre du malade fut ballonné. Vomissements alimentaires avec peu ou pas de fièvre. Le médecin consultant fait le diagnostic d'un commencement de pérityphlite avec abcès au début, ordonne un purgatif, des cataplasmes. Cette crise appendiculaire dura 3 jours. Après quoi les accidents douloureux de la fosse iliaque droite s'amendent ; mais le malade prend une bronchite, ce qui le force de garder le repos encore deux semaines, et de reprendre son travail seulement trois semaines après la première crise.

Fin du mois de juillet. — Le malade fait une chute de bicyclette, de sorte que le côté droit porte sur le trottoir. Aussitôt il ressentit une douleur dans la fosse iliaque droite. Au premier repas, vomissements alimentaires. Le lendemain, la marche devient difficile. Le malade se rend à Beaujon. On lu ordonne des compresses d'eau blanche et du repos. Tout rentre dans l'ordre, et en trois jours le malade reprend son travail.

Le 24 octobre, le malade prend un bain froid, fait de la gymnastique dans la journée et se surmène énormément : il se trouve mal pendant le déjeûner et sent une constriction dans la fosse iliaque droite.

Les deux jours suivants, il va à son travail, mais vomit tout ce qu'il prend et ne dort pas.

Le 27 à 3 heures du matin, le malade est pris de fortes coliques dans tout le ventre. Peu ou pas de fièvre. Vers 7 heures, le malade va à la selle trois fois. Vomissements alimentaires. Le malade part au travail malgré la douleur qui est localisée maintenant dans la fosse iliaque droite. Le ventre est ballonné. Nouveaux vomissements, qui sont devenus bilieux depuis l'opération. Le malade rentre chez lui à grand'peine, ne mange pas et ne dort pas.

Le 28, le malade peut prendre du café, marche pendant une demi-heure et vient à l'Hôtel-Dieu à 10 heures du matin, se couche à midi. On lui donne un lavement sans résultat. On le sonde, on lui applique une vessie de glace sur le ventre.

M. Cazin, chef de clinique du prof. Duplay, appelé d'urgence, opère le malade.

Opération. — Le ventre, ouvert par l'incision de Roux, on constate que la fosse iliaque droite est absolument normale, et il est impossible d'y trouver le cœcum et son appendice. Le côlon ascendant décrit dans la fosse iliaque une anse à concavité supérieure, dont la branche ascendante remonte vers l'ombilic.

La main, introduite dans l'abdomen et dirigée vers le haut, donne au niveau de l'ombilic la sensation d'une masse mal limitée qui adhère à la paroi abdominale antérieure.

Pour arriver jusqu'à l'ombilic, on fend la paroi abdominale jusqu'à l'ombilic d'un coup de ciseaux, dirigés perpendiculairement à l'incision de Roux.

Ceci fait, on arrive immédiatement dans un abcès, situé exactement au niveau et à droite de l'ombilic, qui laisse couler une quantité de pus égale au volume d'une grosse noix.

Le pus épongé et le champ opératoire garni des compresses aseptiques, on supprime les adhérences à la paroi et l'on trouve alors le cœcum entièrement retourné, dôme en haut, regardant vers le foie, et l'appendice, implanté à sa face antérieure et dirigé de haut en bas, et dedans en dehors. L'extrémité de celui-ci est perforée et adhérente à la paroi abdominale au niveau de l'abcès.

Après avoir mis une ligature sur l'appendice, on le résèque à sa base; mais, à ce moment, le malade, anesthésié par l'éther, devient agité, et, se réveillant, chasse à chaque expiration les anses intestinales en dehors de la plaie, qui est dans ce cas énorme. Les fils séro-séreux du cœcum, qu'on essaye de placer pour enfouir le moignon appendiculaire, sont arrachés à chaque tentative. A bout de patience, on est forcé de renoncer à cet enfouissement. Le moignon appendiculaire sur lequel on place une mèche de gaze aseptique, dans la crainte d'une fistulette stercorale ultérieure, est donc abandonné au fond de la plaie, après avoir été simplement lié par un fil de catgut.

Suites opératoires. — Le malade a guéri de son opération sans fistule stercorale. Le malade avait un drain. Réunion secondaire. Le malade quitte l'hôpital complètement guéri. Nous avons examiné la cicatrice de ce malade et nous l'avons trouvée dans un parfait état. Pas d'éventration ni de pointe de hernie. Le malade se porte bien et peut facilement vaquer à ses occupations.

OBSERVATION V (inédite).

Due à l'obligeance de M. RICHELOT.

Appendicectomie secondaire. — Fistule d'une durée de un an, consécutive à l'intervention à chaud.

B..., âgé de 21 ans. Fut pris de douleur intense dans la fosse iliaque droite, avec ballonnement du ventre, vomissements alimentaires, douleur forte au point de Mac-Burney. Fièvre violente allant jusqu'à 40o, sans tumeur iliaque. En 1896 subit la première intervention chirurgicale, faite d'urgence : l'état du malade était très alarmant. Après l'ouverture de la fosse iliaque, on trouve un foyer rétro-cœlcal, contenant une petite quantité de pus infect. On aborde ce foyer prudemment, en garnissant le péritoine de compresses. L'état du malade ne permit pas de faire des recherches et, pour ne pas affecter la séreuse abdominale, on renonça à réséquer l'appendice vermiforme. On fait un tamponnement et un drainage.

La plaie est restée fistuleuse. Malgré cela, la santé du malade s'améliore depuis l'intervention précédente.

La fistule ne tarissant pas grâce à la présence, dans la fosse iliaque de l'appendice pathologique, ou à la présence, d'un corps étranger quelconque, on se décide à débarasser le malade de cet inconvénient.

Le 1er avril 1897, M. Richelot fait une nouvelle opération avec l'assistance de M. Reclus.

Appendicectomie. — On fait la nouvelle incision à la place de l'ancienne. On découvre le cœcum adhérent. Les adhérences qui protègent le péritoine exigent une dissection attentive et délicate. Après un certain temps, on arrive à découvrir l'appendice adhérent au cœcum, coudé et ulcéré à la partie moyenne. Après avoir libéré cet organe, on fait sa résection selon la règle de l'appendicectomie, en ayant soin de lier avec un fil de catgut les adhérences dans les points infectés par le foyer. Drainage.

Un abondant suintement post-opératoire a inquiété un peu au début, mais plus tard, la guérison progressive ne se fit pas attendre et le malade a complètement guéri.

OBSERVATION VI (inédite).

Due à l'obligeance de M. Richelot.

Appendicectomie à froid. — Intervention facile et guérison rapide.

Marguerite R..., âgée de 11 ans.

Le 13 janvier 1898 fut prise brusquement d'une vive douleur dans la fosse iliaque droite.

Le docteur Perlot constate, dans la fosse iliaque, une tumeur grosse comme un petit œuf. Il ordonne à cette malade le repos, la diète. Deux jours après, la petite fille accuse une sensibilité extrême et persistante dans la fosse iliaque, accompagnée de vomissements relativement fréquents.

Durant tout ce temps la petite est très constipée ; les matières fécales sont très dures, mêlées de matières blanches et de liquide albumineux (entérite muco-membraneuse).

Après 15 jours d'état stationnaire il se produit une diminution progressive jusqu'à son entrée dans le service (25 février). La malade est calme et n'a pas de crises.

Parmi ses antécédents personnels, il faut noter une petite gastro-entérite il y a un an, douleurs dans la fosse iliaque droite. Mêmes accidents à l'âge de 5 ans.

Opération est faite le 1er mars 1898. On ne sent rien dans la fosse iliaque. On fait l'opération de parti pris. L'appendice est trouvé sans difficulté après l'incision très latérale. On déchire facilement quelques adhérences péricœcales. L'appendice est complètement libre, long, paraissant sain, non bombé, mais raide et dur au toucher.

On fait une ligature à la base ; on résèque la muqueuse du

bord libre. On suture les bords du moignon et on fait l'enfouissement du moignon sous un lobule graisseux du méso-appendice. Fermeture de la plaie sans drainage. Guérison.

L'examen histologique, pratiqué par notre ami et collègue M. Weinberg, a montré qu'il s'agit ici d'appendicite ulcéreuse aiguë, développée sur un organe qui porte des traces très évidentes de lésions anciennes. Dans la partie inférieure de 'appendice la sous-muqueuse est épaissie et ses follicules lymphatiques sont rares. Dans un point même, à 1 cent. et demi ou à peu près du bord libre, la lumière intestinale es rétrécie. Cette stenose est due à un épaississement considérable de la sous-muqueuse et aux lésions chroniques de cette muqueuse à ce niveau.

Les lésions aiguës ulcéreuses ont envahies la muqueuse sur la hauteur de l'appendice. Ces ulcérations sont de beaucoup plus nombreuses. La tunique sous-séreuse et surtout le méso montrent beaucoup de vaisseaux et des lacs lymphatiques, distendues par des leucocites, ce qui indique la propagation rapide de l'infection dans la région péritonéale (1).

(1) Nous remercions sincèrement notre ami et collègue M. Weinberg pour l'analyse de l'appendice de notre observation.

CONCLUSIONS

Nous considérons l'appendicectomie comme l'opération classique des appendicites. Elle est le traitement de choix dans les appendicites chronique, subaiguë et à répétition. Dans les appendicites aiguës, quand l'intervention chirurgicale devient une opération d'urgence, l'appendicectomie doit se faire, lorsque l'organe à réséquer se présente, après quelques recherches, sous la main. Dans les cas contraires, il vaut mieux attendre et faire l'ablation de l'appendice après la crise.

L'appendicectomie doit être considérée comme obligatoire, lorsqu'on opère à froid.

L'intervention médicale doit être considérée comme préventive. Dans les cas aigus il ne faut pas l'appliquer après plus de 48 heures.

L'intervention chirurgicale doit être précoce dans les cas aigus, quand les symptômes sont alarmants. Dans les cas chroniques ou subaigus, on peut intervenir plusieurs jours après la dernière crise.

L'appendicectomie est une opération bénigne, mais présente parfois de grandes difficultés. C'est à cause de ces difficultés, que nous considérons l'appendicectomie, comme une opération sérieuse, qui exige de la part du chirurgien une grande attention, une connaissance complète de la question et une certaine habileté.

Dans quelques cas, l'appendicectomie peut devenir une opération curative mais nullement définitive. Les malades peuvent présenter des accidents sérieux et consécutifs à l'intervention. Parfois même ils peuvent être atteints d'une appendicite récidivante, malgré l'ablation ou l'amputation spontanée de l'appendice vermiforme. Ces cas sont encore rares, mais nous avons l'espérance, qu'une fois mis à l'index, ils ne manqueront pas d'être étudiés.

INDEX BIBLIOGRAPHIQUE

MESTIVIER. *Jour. génér. de méd.*, 1759. tome X, p. 441.

SALQUES. *Jour. gén. de méd.*, 1771, t. XXXVI, p. 515.

WEGELER. *Jour. gén. de méd.*, 1813.

LOYER-VILLERMAY. *Archives gén. de méde.*, 1824.

MÉNIÈRE. *Archives de méd.*, 1827.

MELIER. *Jour. gén. de méd.*, 1827. t. C. p. 317. Mémoires et observations sur quelques maladies de l'appendice cœcal.

PONCEAU. *Thèse* soutenue à Paris, 1827.

HUSSON ET DANCE. Mémoire sur quelques engagements inflammatoire de la fosse iliaque droite. Répertoire gén. de Breschet, 1827.

ALBERS DE BONN. Beabachtungen auf dem Gebiete der Path. und Path. anot. Baim 1838 (in *Expérience*, 1839).

MÉRLING. Sur un cas d'appendice anormal. *Expérience*, 1838

BODAR. *Thèse* soutenue à Paris, 1844.

LEGRAIN. Communication à la Société d'anatomie, 1848.

FAVRE. *Thèse* soutenue à Paris, t, 1851.

FORGET. *Gazette médic. de Strasbourg*, 1853.

CROUSET. *Gazette médic. de Strasbourg*, 1855.

LEUDET. *Arc. gén. de méd.*, 1859, t, XIV, p. 129.

LEGRAIN. *Arch. gén de méd.*, 1871

TAVERNAY. *Arc. gén. de méd.*, 1876.

TIERMER. Breslauer aerzte. Zeitschrifte. 1879.

WITH. De la péritonite appendiculaire. Congrès de Copenhague, 1879.

MATTERSTOCK. In. Handl. der Kinderkrank. der Gerhard, t. IV. Tubingen, 1880.

BALAMON. Société anatomique, 1882.

TRÊVES. *Brit. med. journ.*, 18 5.

FITZ. Perfor. inflam. of. the Vermiform. append. *Jour. of. med Scie.* oct. 1886, p. 321.

FITZ. Boston, *med. and surg. journal.* mai 1888.

KRAFFT. Essais sur la nécessité de traiter chirurgicalement la pérityphlite app. *Revue Médicale de la Suisse romande,* 1888, oct. n° 10.

BROCA. *Gazette hebdomadaire de Méd. et de Chir.* 1888, sep, n° 37.

Discussion de la Société vaudoise de méd. 1889. Séance du mois de fév.

PRAVAZ. *Thèse* soutenue à Lyon, 1888-1889.

MAC-BURNEY *New-York Med. Journal.*, 1889, déc. p. 678.

TRÈVES. *Brit. med. Journal,* Nov. 1894.

ROUX DE LAUSANNE. Traitement de la pérityphlite suppurée. Congrès français de chirurgie, oct. 1889.

MAX SCHULLER. Allgeimein acute perit. *Arch. f. Klin Chir.*, 1889. t. XXXIX. p. 343.

KUMMELL. *Arch. f. Klin, Chirurg.*, 1890, t. XL. p. 618.

SMITH et CLARK. Excision de l'app. pour des attaques répétées. *The Lancet,* 1890.

RECLUS. Traitement de l'appendicite. *Semaine Médicale,* 1890 août.

RECLUS. Traitement de l'appendicite, *Mercredi-Médical,* 1890 n° 44, p. 543.

BERGER. Soc. de chir. 1890. 1124.

MAURIN. *Thèse* soutenue à Paris, 1890.

ROUX DE LAUSANNE. *Revue Médicale de la Suisse romande,* 1890, avril, n° 4.

GERSTER (A. G.) *New-York. Med. Jour.* 1890. T. 421 p. t.

NORMAN. Bridge Association des médecins améric. Séance du 13 au 15 mai, 1890.

RICHELOT. Communication sur l'appendiculite chez la femme. *Soc. de Ch.* 1890, oct. pag. 627

RECLUS. *Revue de Chirurgie.* 1890.

— *Gazette des Hôpitaux* 1890.

— Traité de Chirurgie, t. 6.

WALTHER. *Mercredi-Médical,* n° 42. Séance de la soc. Anat. oct. 1890.

Scwartz, Reclus, Terrier, Berger. Soc. de Chir. 1891, août.
Le Port. *Thèse* soutenue à Bordeaux. 1891.
Terrier, Soc. de Chir, 1891.
Ricard. *Gazette des Hôpitaux*, 1891, fév.
Routier. De l'appendice et de son traitement. *Semaine médicale*, 1891.
Robert Marris. *American. J. of. Med. Sc.* 1891, juin, p. 556.
Bland Sutton. Transac, de la Soc. de ch. de Londres. 1891, XXIV, p. 122.
Talamon. Appendicite et Pérityphlite, 1802.
Reclus. Soc. de Chir, 1892, juillet et février.
Le Guern. *Thèse* soutenue à Paris, 1892.
Poncet Derth. *Province Médicale*. 1892.
Revillot. Traitement de la pérityphlite. *Revue médicale de la Suisse romande* 1892.
Kummel. in *Archiv. für Klin. chirurgi.* T. 340. 1892.
Richelot. Terrier, Delorme, Quénu, Moty, Soc. de chir. 1892.
Roux. *Revue médicale de la Suisse romande* 1892
Richardson. Remarque sur l'appendicite. *Bos. Méd. J.* 1892.
Clado. *Archives Soc. Biol.*,1893, t. XLIV.
Reclus. Typhlite et appendicite tuberc. *Bulletin médical*, 1893, p. 587.
Quénu et Delorme. *Bull. de la Soc. de Chir.*, 1893, novembre et décembre.
Terrier et Cassin. *Gazette hebdomadaire de Paris*, 1893, Janvier.
Biggs cité par Bruyand. *Annal. of. Surgery*, 1893, t. XVII.
Lennander. 48 cas opérés à la clinique d'Upsal, *Nord. Med. Arch.*, 1893.
Ribbert. *Vircho. Arch. für. path. Anat.*, 1893, p. 60.
Jacob. *Thèse* soutenue à Paris, 1893.
Lafforgue. *Thèse* soutenue à Lyon, 1893.
Pollosson. Procédé de l'ablation de l'appendice, *Lyon Médical*, 1883, mai.
Fenger. *Amer. journ. of. obst-*, 1894, t. XXVIII.
Sonnenburg. Path. méd. Chir des pérityph. *Deutch. Geiturg für Chir.* 1893, t. XXXVIII.

MORRIS. Appendicites infectieuses, *Ann. of. Surgery*, 1893 t. XVIII.

KUMMEL. *Deutscher Medic. Wochensch*, 1893, n° 19.

SCHWARTZ et CHAPUT. *Soc, de Chir.*, 1894, avril et août.

FOWLER. Procédé opératoire. *Ann. of. Surgery*, 1894, *in Presse Méd.*, 1894.

JAYLE. Traitement des appendicites. *Presse Médiale.* 1894 p. 272.

MONOD. Congrès français de chir.de Lyon, 1894.

SONNENBURG. *Deutsch. Zest, für Chirurg.*, 1894.

KUMMEL. De la résection prophylactique. *Congrès de Rome*, 1894. *m. av.*

DAMAY. *Thèse* soutenue à Paris, 1894-1895.

RECLUS. Clinique chirurg. de la Pitié, 1894.

CHALLIOL. *Thèse* de Lyon, 1894.

PONCET. Communication à l'Académie de Méd.. 1894, décemb.

CUFER. *Bulletin médical*, 1894, Juin.

HUCHARD. Discussion à la Soc. de Méd., 1894, déc. 7.

— *Journal des Praticiens*, 1894, déc. 15.

DEMOULIN. *Arch. génér. de Méd.*, 1894, juin.

COURAUD. *Thèse* de Lyon, 1894.

ACHARD. Société médicale des hôpitaux, 1894.

ROUX, 95 cas d'appendicite. Congrès de chirurg. 9me session,

ROCHAZ. *Thèse* soutenue à Lausanne, 1895.

KUMMEL. 67e réunion de méd. allem. Lubec, 1895.

MAC BURNEY. *Méd. Record.* 1895, t. I. p. 385.

BUSCARLET (de Genève). Congrès de chirurgie de 1895.

PILLIET et COSTES. *Bull. de la Soc. anatomique*, 1895, janvier.

BERTHELIN. *Thèse* de Paris, 1895.

AYNES. *Thèse* de Bordeaux, 1895.

BERGER, RECLUS, JALAGUIER, ROUTIER, QUÉNU, MONOD, NÉLATON, GÉR. MARCHAND, SCHWARTZ, BRUN, TUFFIER, KIRMISSON. *Bulletin de la Soc. de chir.*, 1895, juillet et octobre.

FAGES. De l'appendicite. Soc. royale de méd. de Vienne, 1896. *In Sem. méd.* 1896, mars.

CZERNY, KUMMEL, SCHUCHARDT. 24e Congrès de la Soc. allem. de chir., 1896, avril.

Le Professeur Duplay. De l'appendicite. *Semaine médicale,* 1896, octobre.

Le Dentu. Indications de l'opération. Académie de médecine, 1896, mars.

Quénu, Routier, Tuffier. *Soc. de chir.*, 1896, mai et novembre.

Variot. *Journal ae clin. et de thér. infant.*. 1896, août.

Sonnenbourg. Interv. chirur. sur l'appendice vermiforme. *Berl. Klin. Woch.* 1896, n° 22.

Verchère. Quand et comment on doit inciser l'append ? *Médecine moderne.*, 1896, déc.

Dieulafoy. Etude sur l'appendicite. *Bull. de l'Académie de médecine,* 1896, mars.

Dieulafoy. Etude de l'appendicite. Manuel de pathologie interne.

Gersuny. Collège médical de Vienne, 1896.

Granboulan. *Thèse* de Paris, 1896.

Gangolphe. Actinomycose de l'append. Soc. méd. de Lyon, 1896, décembre.

Brun. Traité des maladies de l'enfance, tome III, p. 105.

Piard. Des suppurations à distance dans l'appendicite. *Gazette méd. de Paris,* 1896.

Mlle Gordon. *Thèse* de Paris, 1886-1897.

Legueu. L'œuvre médico-chirurgic. du docteur Critzman, 1897, n° 1.

Monod et Vauverts. Appendicite. Bibl. Léauté.

Letulle et Weinberg. *Presse médicale,* 1897, août.

Letulle et Weinberg. Société de biologie, 1897, juillet.

Dieulafoy. Clinique médicale de l'Hôtel-Dieu, 1897.

Dieulafoy. Communication à l'Académie de médecine, 1897, mai.

Reclus. Pathogénie de l'appendicite. *Semaine médicale,* 1897, juin.

Jalaguier. Procédé de l'ablation. *Presse médicale,* 1897, février.

Siredey et Le Roy. Etude anatomo-pathol. Académie de médecine, 1897, février.

Talamon. Statistique de 80 cas d'appendicite. *Soc. médic. des hôpitaux,* 1897, avril.

ISCH WAHL. 11e Congrès français de chirurgie, 1897, octobre.

KAREWSKI. La pérityphlite chez les enfants. *Soc. de médecine int. de Berlin*, 1897, février.

GOLOUBOFF. Appendicite infectieuse. *Berl. Klin. Wochen*, 1897, janvier.

MERKLEN. Appendicite grippale. *Soc. médic. des hôpitaux*, 1897, mars.

JOSUÉ. Appendicite expérimentale. *Soc. de biologie*, 1397, mars.

MOIZARD. Traitement des appendicites. *Soc. méd. des hôpitaux*, 1897, avril.

TERMET ET VAUVERTS. *Gazette des hôpitaux*, 1897, avril.

Mlle VON MAYER. *Revue médic. de la Suisse romande*, 1897.

MANUEL HINGLAIS. *Thèse* de Lyon, 1897.

ARMSTRONG, GORDON, BULL. 65e réunion de Brit. med. Assoc. Montréal, 1897, *in Semaine médicale*, 1897.

BOBROFF. Méditsinskoïé Obozrènié, 1897.

REYNIER. De l'appendicite. Communication à la Soc. de méd. et de chir. pratiques, 1897. *In Journal de méd.* de Paris, avril 1897.

BRUN. Résection à froid de l'appendice. *Presse médicale*, 1897, mai.

FLODERUS. *Arch. f. klin. Chir.* B. L. IV. S. 55, *in Medits. obozrènié*, 1897, sept.

Appendicite chez les enfants. *Arch. de médecine des enfants*, 1898, janvier.

PILLIET. Lésions de l'appendicite calculeuse, *Soc. de biologie*, 1898, janvier.

HORWITZ. Traitement mercuriel de l'appendicite syphilitique, *Annales of Surgery*, 1898, janv.

BRUN. Appendicite chronique, *Presse médicale*, 1898, mars.

BENOIT. Tuberculose iléo-cæcale. *Gazette des hôpitaux*, 1898, avril.

DEMOULIN. Pseudo-crises appendiculaires. *Journal des praticiens*, 1898, n° 4.

ROUTIER. Réponse à M. Demoulin. *Journal des praticiens*, 1898, n° 6.

RICHELOT. *Journal des praticiens*, 1898, n° 7.

QUÉNU. *Journal des praticiens*, 1898, n° 15.

BLANQUINQUE. *Journal des Fratriciens*, 1898, n° 17.

JALAGUIER. Appendicite. Traité de chirurgie, 2e édition, t. VI.

LETULLE et WEINBERG. Histologie pathologique des appendicites. *Arch. des sciences méd.* 1898, p. 360.

RECLUS. Appendicite. Traité de thérapeutique chirurgicale, 2e édit. 1898.

POLLE. Thèse de Paris, 1898.

RECLUS. Traitement des appendicites. *Semaine Médicale*, 1898, 11 mai.

TABLE DES MATIÈRES

Orléans. — Imp. MORAND, 47, rue Bannier.

www.ingramcontent.com/pod-product-compliance
Ingram Content Group UK Ltd.
Pitfield, Milton Keynes, MK11 3LW, UK
UKHW020401230726
13925UKWH00003B/1214

9 782014 045604